NO ME IRÉ DÓCILMENTE

El relato de una psicóloga que lucha contra la enfermedad de Alzheimer, por su madre
... y quizá por ella misma

CONSTANCE L. VINCENT, PhD

Traducido al español por:
Ingrid Acosta G.

ISBN-13:978-1537537924

ISBN-10:153753792X

DEDICATORIA

A Madeline, mi madre, cuyo amor y fortaleza me siguen inspirando, y a todas las personas y sus familias que enfrentan el reto de la demencia.

DESCARGO DE RESPONSABILIDAD

Este relato se basa en mi recuerdo genuino de acontecimientos personales y en mis notas de diario. He acudido, en algunos casos, a comunicaciones escritas para confirmar mis reminiscencias. Ciertos nombres y personajes han sido cambiados o fusionados.

A mi leal saber y entender, los hechos y el material de investigación que incluyo son exactos, útiles y oportunos. Sin embargo, este material no sustituye los consejos de médicos, personal de atención en salud u otros profesionales. La autora, el editor, la traductora y los distribuidores del libro, de manera expresa, se declaran libres de toda responsabilidad por cualquier efecto adverso que resulte del uso de la información o conceptos expuestos en este libro.

NO ME IRÉ DÓCILMENTE

Tabla de Contenido

Prefacio Antecedentes y motivación para escribir *NO ME IRÉ DÓCILMENTE* vii

PARTE UNO LA HISTORIA DE MADELINE 1

Capítulo uno: PERDIDOS 2

Señales de alerta en la orientación y el reconocimiento 2

Capítulo dos: AISLADA 25

Necesidad de interacción social y apoyo emocional 25

Capítulo tres: DEFICIENCIAS 41

La nutrición, el cerebro y los cambios de la memoria 41

Capítulo cuatro: ENCERRADA 62

Diagnóstico del Alzheimer, causas, mitos y etapas 62

Capítulo cinco: LAS LUCES SE APAGARON 93

Pérdida de la visión y sus consecuencias 93

Capítulo seis: DEJÁNDOLA IR 106

La experiencia de la última etapa del Alzheimer 106

PARTE DOS: NUEVAS ORIENTACIONES 125

Capítulo siete: UN GEN LATENTE 126

Riesgo, prevención temprana y planeación 126

Capítulo ocho: MIRANDO AL FUTURO 146

Datos, últimos avances y estrategias 146

Reconocimientos 163

Referencias bibliográficas 165

Sobre la autora 175

PREFACIO

Cuando mi madre comenzó a mostrar señales de pérdida de memoria, pensé que ella solo necesitaba esforzarse más para concentrarse, focalizar y prestar mayor atención a las conversaciones para que recordara lo que se había dicho. Incluso, cuando mi padre mostró aumento de su deterioro cognitivo en sus últimos años, supuse que era un efecto retardado de la falta de oxígeno en su cerebro durante las dos cirugías de corazón abierto a las que había sido sometido. En síntesis, me negaba a aceptar y ni siquiera a reconocer la posibilidad de la enfermedad de Alzheimer en alguno de mis dos queridos padres.

Mi interés, como psicóloga del desarrollo, estaba en la comprensión del paso por todas las etapas de la vida de manera saludable y exitosa. En pocas palabras, me interesaba el desarrollo normal, aunque lo "normal" pudiera ser poco convencional. Consideraba que las neurosis, las psicosis y otras condiciones anormales pertenecían al campo de la Psicopatología. Quería investigar el cambio en sus formas más positivas, esto es, las formas como las personas continúan creciendo intelectual, social y emocionalmente a lo largo de la vida, llenándose de experiencias enriquecedoras y profundidad de discernimiento con el paso de los años.

Las clases que dictaba en la universidad reflejaban mi propia edad cronológica y mis cambios. Cuando mis hijos eran pequeños mi carga académica se concentraba principalmente en las clases de Psicología infantil. Cuando ellos crecieron y yo era un poco mayor, dicté clases de desarrollo del adolescente y del adulto. Al final de mi mediana edad, enseñé Psicología del envejecimiento. Aún era joven y suficientemente optimista como para enfocarme en todos los aspectos positivos que la edad puede traer: la acumulación de sabiduría, la riqueza de los recuerdos de la vida, la comprensión y la tolerancia que se adquieren con la experiencia. Enfatizaba la plasticidad del cerebro y su capacidad para continuar aprendiendo y formando nuevas neuronas hasta una edad avanzada como lo evidenciaban la mayoría de los exitosos nonagenarios, algunos de los cuales vinieron a mis clases invitados como conferencistas inspiradores.

Animé a mis estudiantes, o más bien, les asigné como tarea, encontrar personas que permanecieran activas y aún ocupadas en sus últimos años de vida. Esta no fue una tarea tan difícil; en un estudio de 32 supercentenarios* de Nueva Inglaterra, Estados Unidos, se encontró que el 89% aún vivía de manera independiente a la edad de 93 años y 35% también era independiente a los 102 años, lo cual es sorprendente[1]. Mis estudiantes lograron entrevistar varias personas maravillosas, algunas veces sus propios abuelos, a quienes ahora ven con mayor aprecio. Naturalmente, yo no era tan ingenua como para ignorar que con la edad también hay pérdidas, asi como, algunas desilusiones y arrepentimientos. Pero la meta del envejecimiento según muchos psicólogos, entre ellos, Carl Jung y Erik Erikson, es la de incorporar las experiencias de vida en un todo significativo, para encontrar la integridad y no la desesperanza. Esperaba que mis estudiantes salieran de clase con la misma idea que yo tenía; que la vejez podría ser la culminación de una vida bien vivida.

* Dícese de las personas que han alcanzado la edad de 110 años o más.

La enfermedad de Alzheimer no tenía un lugar en mi concepción del envejecimiento. De hecho, no tiene lugar en la concepción de alguien que envejece normalmente. El Alzheimer es bien conocido como una enfermedad terrible, a diferencia de las pérdidas de memoria comunes y pequeñas que se relacionan con la edad. La enfermedad al final deteriora mucho más que la memoria, destruye la propia capacidad para pensar y razonar, para atender las necesidades personales y con el tiempo, la capacidad para reconocer a su propia familia y ataca indiscriminadamente.

Nunca sabremos con seguridad si la demencia que sufrió mi padre en sus últimos años fue debida a un inicio tardío de la enfermedad de Alzheimer, a una demencia vascular o a una combinación de varias demencias. Papá tuvo dos cirugías de corazón abierto: *bypass* y reemplazo de válvula. Las investigaciones indican que cerca de la mitad de los pacientes que han tenido estas intervenciones quirúrgicas experimentan un deterioro en su nivel cognitivo posterior debido a que la reducción de oxígeno en el flujo sanguíneo puede dañar el cerebro [2].

Papá seguramente tuvo alguna forma de demencia, un término genérico definido como “un deterioro cognitivo suficientemente severo como para interferir en la vida cotidiana”. Alguna vez, cuando tenía casi 80 años, me confesó con su sabiduría, su temor de “perder el mando”, una expresión muy suya, que nunca me gustó, pero que sabía que quería decir. Y así fue: empezó a mostrar signos de lo que él llamaba volverse lento. Solía reprender a mi tía Mary por decir eso mismo acerca de ella, pues lo consideraba como una profecía autocumplida. Y expresaba: “Cada vez que ella lo decía, se volvía más y más lenta”. ¡Ahora era el turno de mi padre!

Los síntomas de papá se hicieron notorios por primera vez para los demás, cuando comenzó a tener dificultad para hacerle seguimiento a las tramas de las películas y de la televisión. Después le fue difícil comprender el periódico, su lectura preferida; finalmente en las mañanas mi madre se sentaba a leerlo junto a él en el sofá. Después, se empezó a sentir desorientado y se extraviaba en mi casa cuando me visitaba; aparentemente había perdido su sentido de orientación, el cual está relacionado con los lóbulos parietales (por ello, no es de extrañar que él y mi madre se hubiesen perdido un tiempo después en el desierto). Una vez en un restaurante de comida rápida, no pudo pagar el sándwich, me dio su billetera y con una mirada triste, me pidió "hazlo tú, yo no puedo". Durante años, por su artritis, también sufrió de dolor en la rodilla debido al roce de hueso sobre hueso, pero mi hermano Michael, médico, sin duda preocupado por las por futuras complicaciones le impidió un reemplazo de rodilla diciéndole que había tenido suficientes operaciones. Ningún otro miembro de familia, ni médicos participaron en esta decisión de la cual mi padre vivió lamentándose.

Las capacidades mentales de papá se deterioraron rápidamente, más aún, después de que se rompió la cadera y se fue a vivir en un centro de rehabilitación los últimos cuatro meses de su vida. Durante ese tiempo mi esposo Ed y yo viajamos dos veces al estado de Nevada a visitarlo. La segunda visita fue a principios de diciembre, un poco antes de que cumpliera 87 años. Esa vez parecía más confundido que en nuestra visita anterior, pero nos reconoció y conversó con nosotros de manera clara y lógica, aunque parecía estar muy deprimido y con el corazón roto. Pensando en alegrarlo un poco, le ofrecí sintonizar su radio en música *jazz* que disfrutaba, pero hizo un gesto y un movimiento desdeñoso con sus manos queriendo decir que era inútil ahora, así que ¿para qué molestarse? Una vez se dio cuenta que no podría salir de ese centro y regresar a la casa de mi hermano, abandonó toda esperanza y deseos de vivir. Cuando nos abrazamos para decirnos adios, tuve el presentimiento de que no lo volvería a ver otra vez. Tristemente estaba en lo cierto.

Mi hermana Kate describió la visita que le hizo dos semanas después, en vísperas de Navidad, la noche del año preferida por papá. El grupo de familiares con Kate incluía a su esposo, mi mamá, mi hermano y una prima, todos preparados para ir a la casa de la prima para celebrar con una comida italiana, que mi padre disfrutaba preparar y comer. Kate dijo que la condición de mi padre era tan lamentable que no pudieron siquiera pensar en llevarlo en silla de ruedas a la fiesta. Su rápido deterioro desde nuestra última visita indicaba que tal vez hubiera tenido un derrame cerebral entre esos dos momentos. Murió nueve días después, el 2 de enero de 2005.

Cuando mi padre Michael falleció, mi madre Madeline ya mostraba signos de deterioro cognitivo leve (MCI, siglas en inglés), un estado entre los cambios normales de la edad y una demencia leve. Su memoria estaba afectada notablemente, pero ella aún era capaz de desenvolverse de manera independiente en las actividades básicas de la vida diaria. En ese momento yo estaba resuelta a nunca relacionar a mi madre con el grupo de aquellos cuyo deterioro congnitivo leve avanza hacia la enfermedad de Alzheimer.

Mamá siempre había sido mi mejor amiga, mi confidente. Como hija mayor, yo era su ayudante a veces a regañadientes, pero hoy tengo los mejores recuerdos de las actividades que hacíamos juntas. Al igual que muchas mujeres de los años 50, ella fue ama de casa, cuidaba de la familia y llenaba sus días con los quehaceres del hogar. Antes de que existieran las comidas listas para consumir, en el otoño la ayudaba a preparar en conserva tomates y otros vegetales de nuestro huerto. Cuando aún no se contaba con los electrodomésticos automáticos, halábamos las sabanas de la lavadora con escurridero manual y nos apresurábamos a recoger la ropa seca del tendedero cuando las repentinas lluvias del verano comenzaban a caer. Antes de que existiera la ropa de planchado permanente yo llegaba del colegio los martes (era el día que ella destinaba para eso) y olía la ropa almidonada y recién planchada. Ella era sobresaliente en todas las actividades hogareñas, especialmente en la cocina. A todos en la familia extendida de mi padre les encantaba comer los platos que la tía Lee (así era como la llamaban) llevaba a los picnics. Aun una sencilla ensalada de papa fue merecidamente famosa y la receta pasó de unos a otros.

Pero no todo el tiempo estaba trabajando. Mi madre también era divertida y alegre cuando jugaba bádminton con nosotros en el verano o cuando nos enseñaba a bailar polca con las bandas que sonaban en la radio los domingos en la tarde mientras preparaba la comida y mi padre leía el periódico. Así, nosotros estábamos preparados para bailar la polca en las bodas alemanas- croatas que su familia celebraba en grandes salones, pero también listos para deslizarnos en medias con nuestros otros primos sobre pisos cubiertos de aserrín. Mamá y yo escuchábamos juntas los programas de radio antes de que tuviéramos nuestro primer televisor en blanco y negro en 1953; los programas de los sábados en la tarde como *Así son las mujeres*, eran nuestros favoritos, a no ser que fuera a cine con mis amigos, (20 centavos de dólar eran suficientes para pagar la boleta y cinco centavos para una caja de caramelos *Milk Duds*.)

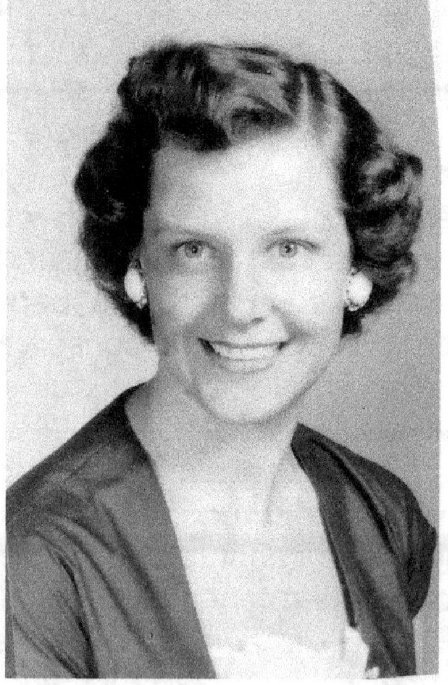

Madeline en sus treintas, alrededor de 1955

Mis padres nunca tuvieron más de un carro a la vez y mi madre solo aprendió a manejar cuando yo estaba en el bachillerato, justo unos pocos años antes de que ella me enseñara a conducir. Ambas teníamos el mismo problema con la transmisión manual de nuestro *Plymouth*, pero yo tenía la ventaja de compartir sus experiencias cuando ella olvidaba soltar el freno de mano, especialmente aquella vez en que el carro se fue calle abajo en frente de todos los asistentes un domingo después de la misa. Después nos reimos del episodio pero ninguna de las dos queríamos volver a hacer el ridículo. Afortunadamente mi padre dio el *Plymouth* en parte de pago de un *Buick* con caja automática.

Desde que estuve en la secundaria mamá confeccionó sus propios vestidos, los de mis hermanas y los míos. Su padre había sido sastre y de alguna manera ella heredó sus habilidades. Cosía abrigos y trajes, así como, vestidos y faldas, algunos de ellos con detalles muy elaborados. Juntas pasábamos muchas horas en los almacenes de telas, buscando un diseño que nos gustara y la tela que le coordinara. No era raro para nosotras volver con un metro de tela, una cremallera y que ella enseguida me hiciera una falda para estrenar esa misma tarde. Aun después de que me trasladé a California en 1966, ella seguía cosiendo para mi hija mayor Karen y para mí. Nos enviaba desde Pensilvania vestidos preciosos perfectamente ajustados a nuestras propias medidas (algunas veces con un vestido para una de las muñecas de Karen, que hacía juego con los nuestros). Cuando recortar los patrones se volvió muy complicado para ella, entonces aprendió a tejer en vez de coser. Hizo un suéter para mí y mantas de croché para todos nosotros. (Tristemente en su nueva residencia, ella no tenía ni una sola manta para cubrirse cuando tomaba una siesta, hasta que le compré una).

Cuando cumplió 75 años, los hermanos preparamos una gran fiesta en el club campestre al que pertenecían Kate y su esposo George. Cuando llegó mi turno para brindar, hice referencia a los recientes premios de la Academia y señalé que si los Óscares se otorgaran a la mejor madre, escoger solo una de las categorías para describir las muchas habilidades que ella tenía hubiera sido muy difícil.

¿Qué podíamos hacer para ayudarla? ¿Era demasiado tarde? Comencé a estudiar y a leer tanto como pude acerca de la demencia y la enfermedad de Alzheimer con el fin de conocer la mejor dieta, los mejores suplementos alimenticios y las mejores actividades que ayudaran a salvar a mi madre. Estaba lista para dar la pelea. Y si no podía protegerla completamente de un eventual Alzheimer, por lo menos quería que estuviera activa y saludable, gozando de su vida actual el mayor tiempo posible.

Sin embargo, mi tarea fue difícil por dos razones complicadas. En primer lugar, yo vivía en San Francisco y mi madre en Las Vegas, estábamos separadas por una distancia de nueve horas en automóvil o por un viaje en avión. En segundo lugar, yo no tenía control legal sobre el sitio donde ella vivía o sobre su cuidado, pues mi hermano manejaba sus asuntos. Además de viajar para visitarla o de coordinar las veces para que estuviera conmigo, tuve que depender de las llamadas telefónicas para tener contacto regular con ella. Me acostumbré a llamarla algunas veces por semana antes de que se fuera a dormir, sobretodo para mantener su mente estimulada con la conversación y con buen ánimo, deseándole buenas noches con un abrazo y un beso. Pero cuando el tiempo pasó y ella fue trasladada de la casa de mi hermano a residencias para el cuidado de adultos mayores, su conversación se volvió más emotiva, llena de temores y deseos de escapar. Comencé a grabar sus frases porque eran profundamente tristes, venían del fondo de sus sentimientos, mientras se esforzaba por entender su nuevo entorno. Sus palabras y su difícil situación me tocaron en lo profundo de mi corazón y me sentí completamente frustrada al no tener autoridad para intervenir legalmente.

Es claro que la pérdida de la memoria de mi madre era cada vez más evidente. Estaba sola, viviendo separada de su familia y sin estimulación mental ni social permanente. Como el lector tendrá oportunidad de conocer más adelante, dos incidentes dramáticos, en particular, empeoraron y aceleraron su deterioro. Aunque las notas originales de nuestras conversaciones fueron para mi propio diario y no con la intención de escribir un libro, decidí contar la historia de mi madre. Más allá de los sucesos de su vida, también quise compendiar lo que estaba aprendiendo sobre la enfermedad del Alzheimer en mis esfuerzos por ayudarla.

Dos de los hechos que descubrí me afectaron personalmente. Primero, casi dos de tres pacientes de Alzheimer son mujeres. Segundo, la probabilidad de desarrollar Alzheimer puede ser más alta si la madre de una persona ha tenido la enfermedad. Mi manuscrito comenzó para hacer seguimiento a las coincidencias del deterioro de mi madre y a mis propias pérdidas tempranas de memoria que son debidas, espero, al envejecimiento normal. Mi investigación siguió la trayectoria desde los problemas comunes de pérdida de memoria relacionados con la edad, a los signos tempranos de demencia en deterioro cognitivo leve y de ahí en adelante al Alzheimer mismo.

De las fuentes que consulté, dos fueron especialmente valiosas. Las invaluables publicaciones de la Universidad *Johns Hopkins*, en particular, los libros escritos o editados por el doctor Peter V. Rabins, médico y Magister en Salud pública. También estoy profundamente agradecida con la Asociación de Alzheimer por la generosa información que me facilitó en distintas fuentes, tanto impresas como en la red. Pero más allá de esto, me vinculé a dicha Asociación y me entrené como presentadora voluntaria de la oficina de comunicaciones para informar a otros acerca de la enfermedad. Además, estudié una cantidad de libros y artículos en línea, asistí a seminarios de universidades que resumen la investigación de punta en el tema y leí varios informes y artículos de revistas. Una lista parcial de mis fuentes se encuentra en las notas de los capítulos, al final del libro.

El Alzheimer ha sido comparado a una epidemia, una "bomba de tiempo de la demencia", por su rápida propagación en Los Estados Unidos. 80 millones de *baby boomers* han llegado a la tercera edad a una tasa de 10.000 por día desde enero de 2011 y esta tasa continuará por 19 años hasta el 2030, cuando aquellos de 65 años y mayores lleguen a constituir el 18% de la población estadounidense. Aunque, la edad por sí sola no es la causante del Alzheimer, simplemente, cuanto más uno viva, más riesgo tiene de contraer la enfermedad. Se estima que en este momento más de 5.2 millones de estadounidenses sufren Alzheimer. De éstos, 200.000 son menores de 65 años, uno de cada nueve es mayor de 65 y la mitad de ellos tiene más de 85 años de edad. Incluso estas cifras pueden ser demasiado bajas porque de acuerdo con la Asociación de Alzheimer, esta enfermedad puede estar diagnosticada solamente en un 50%. Actualmente está catalogada como la tercera causa de mortalidad en Los Estados Unidos y es la única enfermedad entre las 10 principales causas de muerte sin medios hasta ahora para detenerla, tratarla o siquiera reducir su evolución *después* de que los síntomas aparecen.

El pensamiento actual considera que los cambios preclínicos semejantes a los del Alzheimer pueden comenzar hasta 20, o más años, antes de que los síntomas se hagan notorios y normalmente pasarán otros 12 años, entre el inicio de los síntomas y el diagnóstico. Esta es una oportunidad crucial para la acción, *antes* de que las pérdidas de memoria relacionadas con la edad se conviertan en síntomas irreversibles de la enfermedad. El tiempo para prevenir la demencia es ahora, cuando el cerebro está saludable y la prevención temprana todavía es efectiva. Definitivamente no hay tiempo que perder.

Compartiré los pasos que estoy siguiendo para luchar contra la enfermedad del Alzheimer. Espero que se unan a mi lucha. Como mi madre, "no me iré dócilmente".

CRONOLOGÍA DE ACONTECIMIENTOS EN LA HISTORIA DE MADELINE

Nació el 2 de marzo de 1920
Se casó el 7 de octubre de 1939

Capítulo uno:

Mayo de 2002	Se pierde junto con su esposo durante una noche en el desierto de Nevada
Enero 2 de 2005	Fallece su esposo, Michael
Enero 6 de 2005	Madeline viaja a Puerto Vallarta con su hija Constance, la autora
Mayo de 2005	Viaja sola por primera vez a visitar a la autora a California

Capítulo dos:

Agosto de 2005	Segundo viaje de Madeline sola a
Diciembre de 2005	Su tercer viaje sola a visitar a la autora a California
Marzo de 2006	Su último viaje con la autora a Puerto Vallarta
Mayo de 2006	Se traslada a un aparta-estudio en una residencia para adultos mayores

Capítulo tres:

Mayo de 2008	Madeline viaja en carro con la autora y su esposo a California

Capítulo cuatro: Septiembre de 2008	Madeline se traslada a la clínica de la memoria después de quedar desatendida en la residencia
Capítulo quinto: Noviembre de 2011	A Madeleine finalmente la operan de cataratas
Capítulo seis: Mayo de 2013	Madeline cae, se rompe la cadera y se traslada a la unidad de cuidados a largo plazo

PARTE UNO:

LA HISTORIA DE MADELINE

CAPÍTULO UNO: PERDIDOS

Señales de alerta en la orientación y el reconocimiento

Un domingo en la noche en mayo de 2002, mis padres, Madeline y Michael, fueron a comer a su restaurante favorito y no lograron regresar a casa. La desaparición de una pareja en sus ochenta años podría causar preocupación en cualquier parte, pero sobretodo en Nevada. Allí, nuevas ciudades parecían florecer de la noche a la mañana como espejismos, al borde de lo que de otro modo podría ser un monótono paisaje desértico. La ciudad donde mis padres vivían con mi hermano, recientemente había sido nombrada como la de mayor crecimiento en Los Estados Unidos y como chiste se decía que las personas que regresaban de unas vacaciones de dos semanas se perdían, pues no podían reconocer su propia calle. Por supuesto, dos padres ancianos extraviados no era ningún chiste.

Papá y mamá habían vivido casi toda su vida en una ciudad pequeña del estado de Pensilvania, con calles de dos carrilles y pocos semáforos. Ahora estaban viviendo en una megalópolis uniforme. Cada esquina importante tenía el mismo conglomerado comercial que giraba en torno a un hipermercado con tentáculos de almacenes más pequeños, restaurantes, comida rápida para llevar y oficinas. Incluso la primera casa que mis padres tuvieron en Nevada era idéntica, por su estuco color pastel y su forma cuadrada, a las demás casas de esa urbanización para personas mayores.

Cuando fuimos allí a visitarlos por primera vez, mi esposo Ed salió a tomar café un día temprano y se alegró de haber llevado el carro de papá, pues al regresar tuvo que accionar repetidamente el control remoto del garage de varias casas antes de encontrar la puerta que abrió. Si mis padres se encontraban confundidos y desorientados realmente tenían razón para estar así en esos alrededores. En la medida en que sus necesidades lo requerían y sus estados mentales se debilitaron, mi hermano médico -también llamado Michael-, los trasladó de lugar tres veces más durante tres años hasta que finalmente se fueron a vivir con él en su nueva y espaciosa casa.

Cuando Michael regresó de una reunión en el hospital la noche que desaparecieron y descubrió su ausencia, inmediatamente llamó a su amigo del restaurante con la esperanza de que papá y mamá todavía estuvieran allí. "No", le dijo el amigo, "tus padres salieron del restaurante hace algunas horas". El restaurante estaba a menos de tres kilómetros de su casa y mi hermano no tenía idea donde podrían estar.

Ya asustado, Michael nos llamó a mis dos hermanas y a mí en California para contarnos que nuestros padres se habían perdido. Mi esposo Ed y yo, que vivimos en la Bahía de San Francisco, estábamos en ese momento al sur de

California asistiendo a la primera comunión de una de nuestras nietas. Allí, con mi hermana Kate y su esposo George, los cuatro hablamos con Michael por el altavoz. Mi otra hermana, Patricia, quien también vive en el sur de California, no nos dirigía la palabra a Kate ni a mí, entonces, Michael refiriéndose a sí mismo como, "neutral como Suiza", habló con ella por separado y mantuvo la información de aquí para allá. Entre llamada y llamada, todos aguardábamos ansiosamente más noticias. Mientras tanto, reconstruíamos lo que probablemente había sucedido y lo que potencialmente podía suceder a nuestros padres y empezamos a sentirnos más y más alarmados. Solo podíamos imaginar lo aterrorizados que podían estar.

Mi mamá hubiera podido ser la que estaba manejando puesto que papá perdió su sentido de dirección y dejó de asumir la responsabilidad de las cosas algunos años atrás, después de cumplir sus 80 años. Ahora tenía 84. Si mamá, dos años más joven, hubiese tomado un cruce equivocado al salir del restaurante, y otros pocos cruces errados podrían haberlos sacado hacia la oscura e inmensa noche del desierto; entonces, las luces de la ciudad solo serían un débil destello detrás de ellos en la distancia. Todos entramos en pánico pensando que hubieran manejado fuera del estado y quizá hacia un acantilado en algún lugar como el Gran Cañón. La Represa de Hoover está solamente a media hora. O tal vez, habían sido secuestrados y asaltados o eran retenidos para pedir rescate. Quizá alguien había robado el carro. Juntos decidimos que Michael debía reportarlos como perdidos a la policía de Nevada. A medida que la noche transcurría, consideramos la posibilidad de alquilar un equipo de rescate con helicóptero para buscarlos a la luz del día.

Mamá y papá manejaron por los alrededores literalmente toda la noche, por lo menos durante 10 horas. No tenemos idea cuantos kilómetros condujeron pero seguramente debieron comprar gasolina. Al revisar la tarjeta de crédito de mi papá, nos enteramos de que en algún momento después de la medianoche buscaron un hotel que estuviera abierto y allí se registraron. Cuando llamamos al hotel, el gerente nos dijo que puesto que no habían podido encontrar su habitación, regresaron a la administración del hotel y mi papá pudo anular la operación de la tarjeta de crédito. (Esta información nos causó una risita triste: papá podría haber estado perdido, pero no como para perder su dinero). Seguramente estaban muy cansados y necesitaban dormir; es posible que hubiesen dormido un rato en el carro. Todo lo que sabemos es que temprano en la mañana, finalmente, encontraron un restaurante de comida rápida, donde mi mamá entró y le pidió a alguien que llamara a su hijo, el doctor, para que viniera y los recogiera.

Yo también tenía razón para preocuparme por ellos cuando volaban, especialmente después de que se habían perdido en dos ocasiones en el inmenso aeropuerto de Las Vegas cuando regresaban a casa después de visitarme en California. En cada una de esas ocasiones mi hermano desesperado había tenido que correr y buscarlos en ese aeropuerto congestionado hasta que por fin los veía, dos viejitos asustados, sin duda tomados firmemente uno del otro.

Si jamás nos habíamos preguntado si papá y mamá habían atravesado la línea entre el olvido normal, asociado con la edad, y el deterioro cognitivo leve, o algo peor, no podríamos haber tenido una evidencia más impresionante que su tendencia a perderse. Más tarde aprendí que la habilidad de "ubicarse" podía mermarse antes de que sucediera cualquier cambio en la memoria. El deterioro cognitivo leve no necesariamente conduce a la demencia, pero si requiere de una evaluación cognitiva profesional. Confiaba en que mi hermano Michael estuviera pendiente de esto.

En mayo de 2005, mi mamá viajó sola por primera vez después de que mi papá había fallecido en enero, hacia cinco meses. Ansiosa por verla, había solicitado un pase de escolta para ir a encontrarla en la puerta de llegada de su vuelo en el aeropuerto de San José. Mientras la esperaba pensaba en su último viaje, el día después del funeral de papá, cuando Ed y yo la llevamos a nuestro apartamento en Puerto Vallarta, México, por dos semanas para que ella no permaneciera sola en la casa de Michael mientras él trabajaba. Una tarde en el apartamento, la oí sollozar discretamente cuando reposaba en su cama. Me sentí muy triste al escucharla llorar. La dejé sola algunos momentos con sus pensamientos y emociones antes de entrar en su cuarto a conversar con ella sobre nuestro duelo por mi padre. ¡Imaginen cuán asombrada me sentí cuando me dijo que no sabía que mi padre había fallecido! Pensé, *debe estar en estado de shock y niega la realidad.* No supe que hacer. Puesto que aparentemente estaba angustiada, sentí que tenía que decirle la verdad. Pero ella no me creía hasta que yo, a regañadientes, puse el chip de la cámara en mi computador y le mostré algunas fotos del funeral. Luego, aceptó el hecho tranquilamente. Tal vez, sus lágrimas se debieron a la confusión porque mi padre no estaba con ella y no sabía donde estaba él. Tenía estos pensamientos en mi cabeza mientras esperaba impaciente su llegada ahora en San José y no estaba segura de que mi hermano hubiese esperado y observado que mamá abordara el vuelo y que el avión hubiese despegado de Las Vegas.

Por fin vi que mamá venía, antes de que ella se diera cuenta de que yo estaba allí. "Gracias a Dios", respiré aliviada y antes de pensar "Ella está aquí y aún recuerda sacar del avión su gabardina y su cartera". Como siempre me sentí feliz de verla y, a la vez, un poco sorprendida. Puesto que había dejado de pintarse el pelo y usar mucho maquillaje hace algunos años, ahora lucía un poco más pálida, una versión más vieja de su apariencia anterior. Pero a sus 85 años, Madeline todavía caminaba con buena postura y paso ligero, aunque menos firme. Continuaba con una figura estilizada y vestía de manera atractiva, así, el resto de su apariencia era más juvenil, a pesar de los signos de edad en su rostro y cabello.

Tan pronto me vió tenía una radiante sonrisa en su cara y una mirada de sorpresa. "Estás aquí", dijo, mientras nos abrazábamos. "¿Cómo hiciste para encontrarme?".

Luego, antes de que pudiera responder, añadió, "Cuando me levanté esta mañana decidí que iba a visitar a mi hermana. Tú sabes, si no haces esas cosas cuando las piensas, nunca ocurren en absoluto".

Aún pensando que yo era su hermana, ella continuó <"Michael dijo, "mamá, ¿cómo crees que vas a ir a visitar a tu hermana?" Pero yo solamente le dije, "Ya verás; esto resultará">.

Estaba impactada porque ella todavía no me había reconocido y también asustada pues si la corregía podría molestarla o avergonzarla y echar a perder su alegre humor. Habló animadamente durante los 30 minutos que manejé hasta mi casa y me preguntó repetidamente, aún creyendo que era su hermana, cuándo me había mudado tan lejos del aeropuerto. Poco a poco y de manera cuidadosa, interrumpí su conversación para introducir algunos recuerdos, de tal manera que cuando llegáramos y viera a mi esposo Ed y la casa en la que habíamos vivido los últimos 9 años, ella pareciera consciente otra vez de nuestras identidades y de su entorno.

Cuando llamé más tarde a mi hermano para decirle que mamá había llegado bien, le dije a Michael lo que ella había dicho en el aeropuerto. No se sorprendió y me dijo "Un día me presentó como su hermano, el carnicero". Michael debía estar acostumbrado a la confusión de mi mamá pero yo estaba molesta, en especial porque todos, menos dos de sus siete hermanos, incluido "el carnicero", habían muerto ya hace varios años. ¿Qué hermana se suponía que era yo? ¿Quién sabía en qué año pensaba ella que estaba, o cuál periodo de tiempo estaba reviviendo? ¿Cuánto pasaría antes de que ella no pudiera reconocernos como miembros de su familia, ni siquiera incluso con aquellos con quienes nos confundía? Esa noche fui a la cama bastante conmovida.

Yo solía pensar que el "cambio" estaba lleno de optimismo y esperanza. Pero en cierto momento de la vida, el pasado comienza a parecer más atractivo que el futuro. Mi mamá había llegado a ese punto. Cuatro mudanzas en poco más de cinco años la habían llevado a pasar de ser una esposa dueña de hogar, independiente, con una casa llena de muebles y accesorios en el sur de California -con una vida activa para manejar, comprar, ir a la iglesia y gozar de la visita de mis dos hermanas y sus esposos, quienes vivían muy cerca-, a llevar una existencia solitaria como viuda, y vivir en Nevada con mi único hermano, divorciado y sin hijos.

Mamá nunca quiso salir de su casa en San Clemente y mientras pudo, se resistió a abandonarla. Cuando papá tomó la determinación de mudarse de allí, Ed y yo les sugerimos trasladarse cerca de nosotros a Menlo Park donde los podíamos ayudar si lo requerían. Pero mi padre pensó que el costo de vida en el área de la Bahía era muy alto y en cambio, insistió en reubicarse cerca de Michael, en parte solo por razones económicas.

Papá estaba seguro de que su hijo se haría cargo de sus necesidades físicas por el resto de sus días, así como ellos se habían ocupado de él ayudándolo financieramente a terminar sus estudios de medicina hasta que inició su ejercicio profesional. Fue por esta convicción que mi papá básicamente le dio el control total sobre sus vidas y finanzas, una vez que ellos se trasladaron a Nevada. Aparentemente mi padre había perdido confianza en su propia capacidad para tomar decisiones y justo cuando perdió su sentido de dirección dejó que todo el manejo lo hiciera mamá. Lo que él pensó que era un arreglo sencillo y directo se convertiría más tarde en algo muy diferente de lo que había planeado.

En la medida que la salud de papá y la memoria de mamá se deterioraron, ellos se trasladaron una y otra vez, reduciéndose de una casa de condominio a una casa prefabricada, luego, a la anterior vivienda de mi hermano y finalmente, en 2004, a una de las dos alcobas principales de la hermosa casa nueva de mi hermano. En retrospectiva, cada uno de estos traslados aunque parecían necesarios y lógicos en ese momento, probablemente aumentaron la desorientación de mis padres y quizá también les causaron confusión y depresión. Cada vez que se trasladaban mamá perdía más y más las cosas que valoraba. Lo peor de todo fue la pérdida de su independencia; se enojó con Michael por mucho tiempo cuando le quitó las llaves del carro y lo vendió cuando ella empezó a perderse. En menos de cinco años su vida había cambiado totalmente.

Después de que papá murió, mamá quiso seguir viviendo con Michael. Adoraba a su hijo menor, el único hombre, y suponía que ya que estaba soltero también quería compañía. Pero fue ella la que quedó sola con su perro Samson mientras Michael estaba en la oficina o en el hospital durante muchas horas al día. No hay duda de que la soledad empeoró la pérdida de su memoria. Mamá decía que "aún" no estaba lista para hacer ningún cambio importante en su manera de vivir. Había tenido que hacer un cambio bastante grande al perder a mi padre, su pareja de toda la vida y su compañía, después de 65 años de matrimonio. Por ahora el plan era continuar viviendo con Michael y periódicamente visitar a sus tres hijas en California.

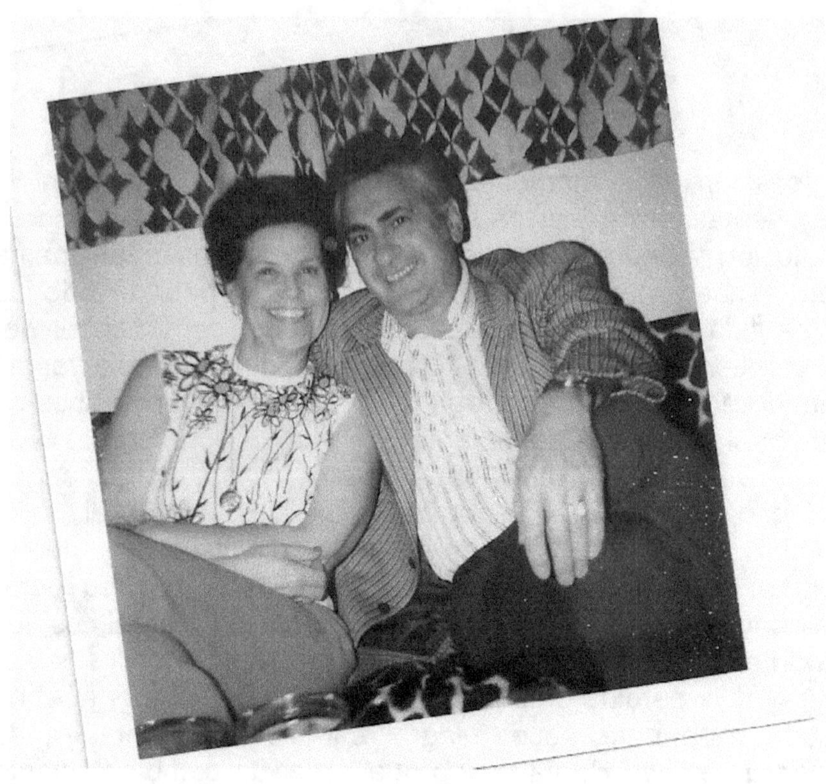

Nuestros padres, Madeline y Michael, en la Navidad de 1972

Cuando mis padres nos visitaron a Ed y a mí después de que nos trasladamos al norte de California en 1988, siempre tuvimos momentos maravillosos juntos, especialmente durante nuestras celebraciones familiares a través de los años. Sin embargo, cuando mi mamá llegó para esta ocasión, nosotros habíamos vendido la casa recientemente y estábamos listos para mudarnos a una mucho más pequeña. (Pensando en lo que mamá había tenido que soportar, fue muy doloroso cuando me preguntó "¿Vas a extrañar esta casa?") Quería que mi mamá tuviera la oportunidad de disfrutar los alrededores, tan familiares para ella, en esta última visita antes de que empezáramos a empacar nuestras pertenencias.

En ese momento deseaba que el cambio de escenario y de sus rutinas diarias fuera agradable y mentalmente estimulantes para ella. No pasó mucho tiempo antes de darme cuenta de que tener a mamá entretenida por dos semanas no iba a ser tan fácil como solía serlo cuando aún vivíamos cerca la una de la otra en el sur de California. Además, no se necesitaba ser psicóloga para reconocer que su memoria había empeorado cada vez más desde que por primera vez no pudo retener partes de la conversación. En esa época tuve la esperanza de que su problema tuviera que ver con la falta de atención; no estaba segura de que mamá estuviera haciendo un esfuerzo adicional para añadir nueva información a su memoria, a menudo necesaria cuando vamos envejeciendo. Excepto que sus problemas se habían vuelto más dispersos. De allí que, si su dificultad con la memoria de trabajo (también llamada memoria de corto plazo) involucraba la corteza prefrontal, tal vez ella no *podría* volver a prestar atención.

Mamá perdió interés en las actividades que solían ser sus favoritas, como ir de compras. "No necesito nada más", decía. "Ya tengo todo". Desde un punto de vista filosófico esto probablemente era cierto. Sin embargo, me parecía que podía usar unas pocas cosas, como un nuevo cinturón negro. Siempre vistiendo de manera elegante, había empacado un cinturón azul marino porque no podía encontrar el negro que necesitaba, pero el azul marino no solamente era uno barato de plástico, sino que se veía realmente muy gastado. Sin embargo, no quería comprar un cinturón nuevo, ni unos zapatos para reemplazar el par que ella decía que la lastimaba cada vez que lo usaba. Una vida de mesura la había endurecido para gastar dinero ahora, a pesar de que podía permitirse esos gastos. Mamá todavía lucía bien, aunque se vestía muy abrigada para la estación. Todos los días usaba medias de nylon, generalmente con una falda de lana y una camisa de punto delgada.

No podía recordar que estábamos en el mes de mayo y frecuentemente se sorprendía con las flores y el sol pensando que era invierno. Su confusión en relación con la estación era bastante notoria, teniendo en cuenta que leía el periódico cada mañana, pero no se fijaba en la fecha o el día de la semana. De hecho, dado que obviamente ya no asimilaba lo que leía, una vez finalizaba el periódico volvía a comenzar por la primera página a no ser que yo le diera un libro para leer en vez del diario. A ella nunca le interesaron las noticias, pero afortunadamente aún le gustaba leer novelas y podía llegar a involucrarse tanto en alguna historia que podía dejar de ver su programa favorito *Days of our lives*, o tomar una siesta en la tarde para leer el libro. Ahora que se cansaba más fácilmente algunas actividades como la lectura, visitar a mi hija Renée y a sus pequeñitos o almorzar fuera conmigo eran suficientes para llenar su tiempo.

En las tardes, Ed y yo, la llevábamos a menudo a un restaurante a cenar o a cine. Algunas veces alquilábamos una película para verla juntos los tres. En una ocasión, alquilé una bella historia de amor llamada "El diario de una pasión", protagonizada por *James Garner* y *Gena Rowlands.* En el momento de alquilar la película no me di cuenta de que se trataba de la relación de una pareja de personas mayores; ella, víctima de Alzheimer vivía en un hogar para ancianos donde él la visitaba fielmente para leerle todos los días, a pesar de que ella no lo recordaba, ni lo reconocía. Al final, yo estaba a punto de llorar y mi esposo también tenía lágrimas en sus ojos. Pero mi mamá permanecía sentada en el sofá, sin una lágrima e impasible. Le pregunté, "¿no crees que la película fue muy triste?"

Ella me contestó de una manera muy racional, "Bueno, yo he visto esto antes y sucede a menudo. Es parte normal del envejecimiento y no hay nada que hacer al respecto".

De vez en cuando mi mamá decía "Yo solía tener buena memoria, pero eso fue cosa del pasado" Le pregunté alguna vez si eso la asustaba y pareció desconcertada con la pregunta. Para ella, perder la memoria más que miedo producía molestia. Algunas veces parecía inclusive divertirse con esto.

Cuando en otra ocasión se refirió a mí como "su hermana", le pregunté ¿Mamá, cúal de tus hermanas se supone que soy yo?

"No sé", me dijo con una sonrisa. "Estaba esperando que tú me dijeras". Si en su mente sus hijos eran pequeños, entonces ahora que estábamos de mediana edad naturalmente pareceríamos sus hermanos, en vez de sus hijos.

No estaba segura de que mamá fuera consciente de que la pérdida de su memoria había aumentado y que podría llegar a ser peor. ¿O sería que ella lo negaba? Su actitud era de valentía y tristeza al mismo tiempo. Hubiera deseado que mi madre tuviera la experiencia de ser independiente y libre por ella misma, después de años de vivir con mi padre. Pero el tiempo para que ella empezara de nuevo parecía haber pasado. En vez de eso, hubo algo que me sorprendió, y fue casi tan bueno dadas las circunstancias: parecía haber anulado completamente cualquier recuerdo de palabras y expresiones ofensivas. Cuando ella se refería ahora a papá, solo era en relación con lo buen esposo en que se había convertido en sus últimos, relativamente tranquilos años y cuanto lo extrañaba. Si mi madre fuese a perder algunos recuerdos de su esposo, por lo menos tenía la suerte y la generosidad para recordar solamente los mejores años. (Hasta donde conozco, las personas mayores tienden a recordar las cosas de manera más positiva).

Una mañana soleada, con el ánimo de entretenerla y de refrescarle un poco algunos recuerdos, traje un sobre de manila grande que contenía nuestras fotos familiares y una copia de su historia familiar, escrita por su hermano mayor. Nos sentamos en la mesa redonda de vidrio al lado del nicho de la ventana de la cocina, donde el sol caliente de mayo brillaba sobre nosotras, y le mostré a mamá lo que había guardado. Al principio se mostró encantada de ver estas fotografías del pasado y se asombró con las fotos de sus padres fallecidos hace ya tiempo, también se fascinó con las de sí misma y de mi padre cuando aún eran muy jóvenes. Trataba de identificar a sus hermanos y de recordar cuales de ellos aún sobrevivían. Luego, de pronto, su alegría y sorpresa porque yo tenía las fotos se tornaron en enojo. "Estas son mis fotos", dijo. "¿Qué haces con ellas?"

"Tú me las diste. Eran copias, y dijiste que las podía guardar".

"Pero ahora tú las tienes todas y yo no tengo ninguna. Estas son de mi familia y tú me las quitaste".

Tratamos el tema unas dos veces más. Había olvidado por un momento su pérdida de memoria y pensaba que si lo traía de nuevo a colación le ayudaría a entenderlo. Entonces le expliqué. Le recordé el día, tal vez hacía 6 o 7 años, que los había visitado a ella y a papá cuando aún vivían en San Clemente antes de que se trasladaran a Nevada. Los tres estábamos sentados en el sofá de la sala mirando las fotos que ellos tenían en una caja grande que yo había encontrado en el garaje. Les había sugerido que las podrían pegar en los albúmes que les había comprado hacía unos meses y que todavía estaban vacíos. Sabía que esta actividad podía ser un repaso interesante y valioso para los adultos mayores y pensé que los dos podrían disfrutar esta actividad juntos. Hasta donde supe, ni siquiera la empezaron. (Mi padre, sin embargo, escribió sus memorias después de mi reclamo, lo hizo a mano en unas hojas amarillas inmensas. Yo digité esas páginas y le entregué la única copia impresa con la sugerencia de que sacara copias para mis hermanos. ¡Que tristeza! Él nunca lo hizo y cuando mi computador se dañó, tampoco pude tener una copia, o un *back up*, otra pérdida irreparable, esta vez debido a mi propia negligencia. Desafortunadamente, para ese entonces mis padres estaban viviendo con mi hermano por unos pocos años y la única copia de mi padre también había desaparecido).

Después de todo esto, le dije "Deberías estar contenta de que yo todavía tenga estas fotos. De otra manera se habrían perdido también". Mis palabras sonaron más fuertes de lo que yo había querido y me arrepentí enseguida de haberlas dicho. Pero la verdad es que cada vez, durante los varios traslados que mi hermano hizo a mis padres de una vivienda a otra más pequeña, la mayoría de sus pertenencias desaparecieron. Él se hizo cargo completamente de su reubicación y dado que mis hermanas y yo vivíamos en otro estado, él aparentemente no quería molestarnos y no nos llamaba para pedirnos ayuda. Generalmente, me enteraba del último trasteo despues de que éste era un hecho. Michael se las arreglaba para deshacerse tranquilamente de cualquier cosa que consideraba que no era esencial para que cupiera en el reducido espacio disponible. Infortunadamente, esto incluía todos los recuerdos y no dejaba nada para mis hermanas ni para mí, excepto las fotos enmarcadas de nuestras familias que le habíamos dado a papá y mamá a través de los años. Tal vez algunas otras cosas se vendieron, algunas se regalaron y otras, como mi madre sostenía enfáticamente, simplemente fueron robadas por los transportistas inescrupulosos que hicieron las mudanzas o los llamados ayudantes de los trasteos. (No estoy segura si esto fue debido a la paranoia que se asocia a menudo con la demencia o si tiene algún fundamento de verdad. Mis padres, sospechaban y hasta me daban descripciones específicas de robos hechos por personas que probablemente vieron en papá y mamá unos objetivos fáciles, muy viejos y frágiles para que se dieran cuenta de las pérdidas).

Las pérdidas eran muy difíciles especialmente para mi mamá, quien siempre había tenido mucho cuidado con sus pertenencias. Recuerdo en particular su juego de ollas de acero inoxidable, sin duda, una inversión costosa para ella y papá quienes lo habían comprado a plazos en algún momento en los años 50. Había valorado tanto esas ollas que las mantuvo siempre brillantes. Ahora, también habían desaparecido junto con casi todo lo que ella poseía. Tenía derecho a estar furiosa y ¿quién la podía juzgar? Su memoria, sus pertenencias, sus fotos, todo ésto lo perdió una mujer que solía darse cuenta de todo, hasta de una cuchara de madera que se le había refundido en el trasteo de Pensilvania a California en 1977. Lo siento de veraz por ella, aún más, se me desgarraba el corazón al pensar a dónde la estaba conduciendo esta travesía.

"De todas maneras, ¿no te alegras de que aún tengamos estas fotos?" dije inúltimente.

Se hizo la que no me había escuchado. Regresó a reorganizar las fotos, dejándolas en frente de ella como si estuviera jugando cartas. La distribución inicial que yo había hecho en dos grupos, las de su familia y aquellas de nuestra familia se había perdido, haciendo más difícil reconocer a las personas, por lo que tenía que preguntarme una y otra vez quienes aparecían en las fotos, aun por los más cercanos y queridos por ella. A veces no identificaba a mis dos hermanas menores cuando eran niñas y adolescentes. Aparentemente mi hermano y yo nos distinguíamos, él fue el único varón en la familia y yo fui la primera, la única cuyo nombre había sido escrito en la parte de atrás de las fotos cuando era todavía bebé. (No es de sorprender, pues ella siempre me hacía anotar los nombres y fechas al respaldo de las fotos para distinguir quien era. Pero, aun así, yo nunca pude imaginar que no podría reconocer a los miembros de la familia). De pronto, en un gesto de compartir decidió devolverme las fotos. Tal vez, entendió que la pérdida real era de su memoria y que sin ella, las fotos no significaban nada.

Desde que empecé a observarla me di cuenta de que en la medida de que su memoria se perdía, también se perdía la parte de aquellas vidas con la cual solamente ella sostenía el vínculo final. Así que mucho de lo que habíamos compartido ya se había ido; preguntas que me hubiera gustado hacer acerca de mi niñez quedarían sin respuesta para siempre. Era como si la parte de una vida que nadie recuerda nunca hubiese existido. ¿Y qué decir de padres y hermanos qué han fallecido? Si vivimos en la memoria de otros, entonces ¿su pérdida de memoria es nuestra anulación total?

No podía evitar preguntarme por mi propio futuro. ¿Cuánto tiempo pasaría hasta que yo, como mi madre, pudiera perder mi memoria? ¿Veinte años o menos? Ya estaba preocupada cada vez que no podía recordar palabras, especialmente los nombres, toda vez que la memoria empieza a deteriorarse alrededor de los cuarenta y cinco años. Durante la menopausia cuando los "calores" por la noche me mantenían despierta yo experimentaba la sensación de "niebla cerebral" cuando de pronto me quedaba en blanco durante el día, una sensación mucho más preocupante si esto iba a pasar cuando estuviera dictando mi clase en la universidad. Mis síntomas desaparecieron, de pronto, cuando el doctor me prescribió terapia de reemplazo hormonal. Después de un día de tomar las pastillas sentí que mi mente volvía a estar bien. Sin embargo, mi experiencia solo era un ensayo comparado con todo lo que mi madre había soportado.

La pérdida de nombres lleva a la pérdida de la identidad, primero la de los demás, luego la propia. Sin recuerdos para definirnos, ¿quiénes somos nosotros para nosotros mismos y para nuestros seres queridos? ¿Cuánto tiempo esperando hasta que mi propia vida no solo finalice, sino que también se desvanezca en la memoria de los demás? Mucho peor sería una muerte en vida, consciencia sin memoria. Este último pensamiento me produjo un dolor profundo en mi corazón, por mi madre y por mí.

Después de un tiempo angustiada por estos pensamientos, la dejé con las fotos en la cocina y me fui a nuestra biblioteca. Necesitaba distraerme y quería clasificar el contenido de algunos armarios para empacar más tarde.

Pronto tuve en la mesa del café una montón de fólderes con recuerdos de viajes y mapas de los que iba a deshacerme; me alegró saber que por lo menos todo esto estaba listo para botar antes de sacar las canecas a la acera para que fueran recogidas durante la mañana siguiente.

Solo hasta la noche ya acostada en mi cama me di cuenta que no había visto el sobre de manila con las fotos de la familia desde la mañana en la cocina. Preocupada, salí de la cama y me fui abajo a buscarlo pero no lo pude encontrar por ningún lado. Entonces regresé a la cama y me vino el pensamiento que de pronto el sobre se hubiese mezclado con la basura de la biblioteca y ya lo hubiesen botado. Me propuse levantarme antes de que el carro de la basura pasara y así al amanecer salí en bata de baño a buscar todos esos papeles que afortunadamente estaban en la parte de arriba de la basura. No aparecieron el sobre de manila, ni las fotos, ni la historia de la familia, así que pensé que probablemente mamá los había llevado a su habitación.

Más tarde, después cuando ella bajó y tomó su desayuno y sus pastillas de la mañana, le mencioné el sobre y le pregunté si lo había puesto en su maleta. Ella no recordaba, así que regresamos a su cuarto y miramos debajo de la cama, debajo del colchón, en los cajones de la cómoda, en su baño. La habilidad de mi madre para esconder las cosas era famosa. Algunas veces recibíamos un regalo de Navidad en la mitad del verano y ella diría “Por fin encontré el sitio donde lo escondí”. Ahora, bien su experiencia de perder las cosas o tal vez, el aumento de su demencia la habían llevado a esconder todas las cosas de posibles intrusos a quienes temía y pensaba que podían venir a robarle. Había escondido sus anillos de diamante, el de ella y el de mi padre, en alguna parte de la casa de mi hermano pero luego olvidó donde y años más tarde todavía no se habían encontrado. Sin embargo, a pesar de nuestra cuidadosa búsqueda no encontramos el sobre con las fotos y me sentí mal pensando que después de todo debían estar en la basura y décadas de memoria se habían ido para siempre.

Estuve inquieta varios días por la pérdida de las fotos de la familia y su historia. Mamá, sin embargo, no parecía perturbarse por esto. De hecho, después de nuestra búsqueda, parecía que las había olvidado, como si también hubiesen sido absorbidas por algún agujero negro en el cerebro donde las memorias desaparecen.

Pronto llegó el momento de que mamá nos dejara y regresara a casa de Michael. Este siempre era un momento difícil y triste para ella y para mí, pero sobretodo ahora que ella era más vulnerable. Odiábamos separarnos; me preocupé por su seguridad y confort y porque perdería mi constante compañía. Aun un vuelo corto, de una hora, la podría estresar y desorientar provocando que me hiciera una y otra vez las mismas preguntas acerca del tiempo y los detalles del vuelo. En el aeropuerto, de nuevo conseguí el pase de escolta y así pude esperar hasta que subiera al avión. Cuando llegó el tiempo de abordar, tenía lágrimas en sus ojos y me abrazó fuertemente. Así como yo a ella.

Pero había trabajo que hacer en la casa. Ed y yo teníamos que empacar tanto como pudiéramos antes de que llegaran los encargados del trasteo. Empezamos por la parte de arriba por los cuartos más fáciles: los cuartos de invitados, los baños y el clóset del pasillo. Donamos cajas de libros a la biblioteca de la ciudad, entregamos ropa a una obra de caridad, enseres y muebles sobrantes a otra obra de caridad y a algunos de los cinco hijos adultos de nuestra familia combinada. Luego continuamos empacando lo de nuestra oficina y la tarea fue más difícil. Ed tuvo que salir de informes de negocios y financieros de muchas décadas. Al menos esos documentos eran completamente impersonales y no le importó renunciar a ellos una vez fueron destruidos. En cambio, los informes que yo tuve que botar, apuntes de seminarios viejos y documentos de casi 30 años de enseñanza en la universidad, eran muy personales para mí, sobretodo porque mi principal campo de especialización, el de la psicología del desarrollo, estaba muy ligado a mi vida real. Dejar estos materiales fue un proceso penoso. Algunas veces todavía pienso en ellos y busco en vano algunos de esos materiales.

Sentí como si pedazos de nuestro pasado se hubieran echado por la borda.

Mientras empacaba pensaba en la pregunta de mi mamá. "¿Te hará falta esta casa?" La respuesta fue definitivamente no, yo no extrañaría la casa. En realidad, la casa fue solamente una cubierta, testigo de los eventos especiales y de la vida que hicimos allí. Extrañaría la alegría y las actividades que gozamos durante estos nueve años. Lógicamente, esta mudanza tenía mucho sentido, si bien emocionalmente yo *tenía* un sentido de pérdida, no por los aspectos materiales, sino por los años que se fueron, el periodo de vida que terminaba, la vitalidad y la energía que habíamos gastado. Todos los buenos tiempos parecían quedar atrás. Ahora, nuestros hijos y nietos eran los actores principales en la familia y nosotros nos convertimos en observadores, fuera de escena, pero afortunadamente, todavía hacíamos parte de la audiencia.

A mi modo de pensar, las grandes decisiones de la vida ya se habían tomado. Hubo algunas buenas, la mayoría de ellas, que nos trajeron al punto donde estamos. Pero ya no nos esperaban más encrucijadas importantes. Sabíamos con quien nos casamos, cuantos hijos tenemos, cuales son nuestras carreras, dónde vivimos. Una por una nuestras elecciones estaban hechas, los caminos tomados, la dirección establecida. Ahora en el futuro teníamos tiempo solamente para cosas pequeñas.

¿Cuándo se había convertido el "cambio" en sinónimo de "pérdida"? En realidad, ¿no estaba todo esto relacionado con apegarse a las cosas, desde fotos hasta propiedades?¿No estábamos todos asustados, consciente o inconscientemente, con el desprendimiento final? Estábamos preparando este trasteo apenas hace dos años después que a Ed le diagnosticaron un cáncer de pulmón en su tercera etapa y nuestras vidas habían cambiado drásticamente. Ed vendió nuestros negocios y yo dejé de dar clases en la Universidad de Santa Clara. Nuestros días se centraron en preparar batidos de alimentos crudos y otros cambios en el estilo de vida que le habían devuelto la salud. Ahora, la disminución de espacio por sí misma parecía llevarnos un paso más hacia la llegada de la vejez. No ayudaba a esto saber que le estábamos comprando la casa a una pareja que, como algunas otras en ese conjunto de casas, estaba vendiendo con el fin de irse a una casa de jubilados con atención personalizada. Para ellos, solamente quedaba un acto final para responder las últimas preguntas de la vida.

Para mi padre, aquellas preguntas habían sido respondidas en un centro de rehabilitación cuatro meses antes de que cayera en un baño y se rompiera su cadera. Mi madre lo visitaba allí todos los días y permanecía con él, lo ayudaba a tomar su almuerzo y conversaba con las enfermeras hasta que el conductor contratado por mi hermano la recogía. Debido al dolor de rodilla, papá nunca pudo hacer los ejercicios de terapia que mi hermano consideraba que debía completar antes de regresar a casa. Papá murió en el centro de rehabilitación el 2 de enero de 2005, precisamente 19 días después de cumplir 87 años.

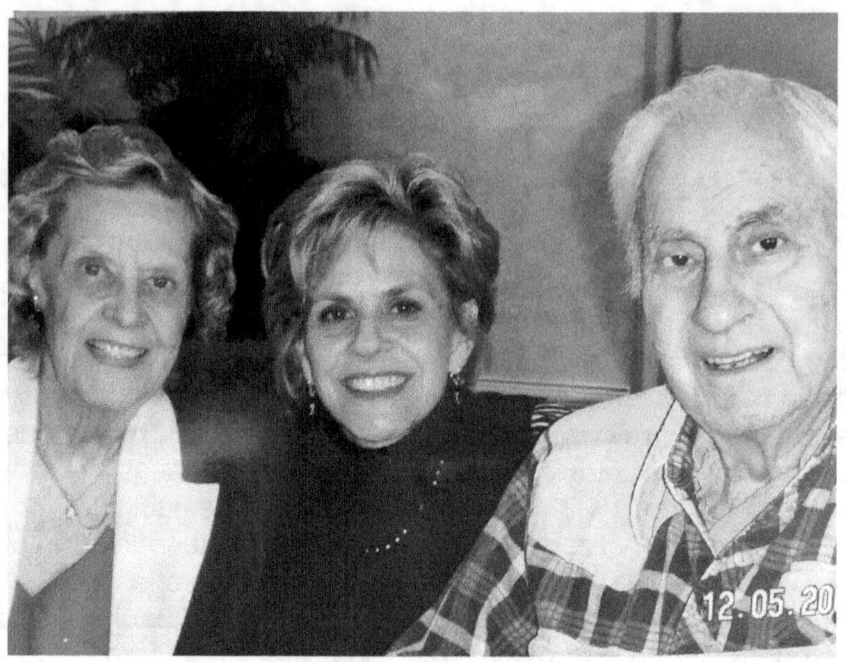

Estos tristes pensamientos de pérdida y muerte no hacían parte habitual de mi naturaleza. Yo sabía que una vez me hubiera establecido en nuestra nueva casa olvidaría esa tristeza y por el contrario, miraría hacia adelante con más optimismo. Pero, en el fondo no podía evitar pensar que en veinte años sería muy parecida a mi madre y a mi padre. ¿Tendría el mismo estoicismo y sería capaz de aceptar, como mamá "No hay nada que se pueda hacer", ¿o lucharía contra las pérdidas, la vejez y la muerte hasta el final?

Por último, llegó el día en que los encargados de la mudanza terminaron el trabajo que Ed y yo habíamos empezado. Ambos habíamos estado un poco al margen, empacando las cosas fáciles, los trabajadores irlandeses de la compañía de mudanzas estaban por todos lados tomando lo esencial de mi casa. Caminé de cuarto en cuarto revisando cada lugar, cada detalle, una última vez antes de que sus contenidos desaparecieran en cajas y sus muebles quedaran dispersos.

Mi cuarto favorito era la biblioteca, un cuarto de la familia, con todos los medios de comunicación. Este fue nuestro lugar para las reuniones informales, donde veíamos los partidos de fútbol, los programas de televisión, abríamos los regalos de Navidad y animábamos a los bebés a que dieran sus primeros pasos. De los cinco hijos en nuestra familia, los dos últimos se habían casado cuando Ed y yo vivíamos en esta casa y realizamos todas las reuniones de compromiso y *showers* aquí. Nuestro siete pequeños nietos (de un total de doce) nacieron cuando estábamos aquí (y cuando gatearon aprendieron a abrir la gaveta especial de la cocina donde yo guardaba una caja con juguetes para ellos). Esta había sido la única "casa de Mimi y Papa" que ellos habían conocido.

Llamábamos a este cuarto biblioteca debido a que dos paredes opuestas estaban alineadas con bibliotecas y gabinetes de caoba. Nunca más tendría un cuarto al que le pudiera caber tanto. Pero tampoco nunca más tendría tanta cosa para guardar. Aquí estaban todos mis álbumes fotográficos cuidadosamente organizados, más de cuarenta años de nuestra vida en orden cronológico, uniendo episodios fragmentados en una cadena de continuidad. Estas fotos me recordaban como éramos en nuestros momentos más felices y me ayudaban realmente a aliviar los asuntos que ahora tenía en mente. Reposaban allí los momentos del tiempo que no volverían jamás, puntos de referencia de recuerdos, las únicas cosas que realmente podía mantener pero, ¿por cuánto tiempo? Desde luego podía comprender la reacción de mamá con sus fotos. Si pudiera poner cada foto bajo llave y candado en vez de simplemente pegarlas a una página, lo haría.

Estaba parada en la biblioteca, reflexionando, y perdí mi compostura. Ian, uno de los trabajadores de mudanzas irlandés, se dio cuenta de las lágrimas en mis ojos y de manera muy caballerosa dijo, "¿Con un poco de alergia, no es cierto?" Yo asentí y regresé rápidamente arriba a mi cuarto a esperar que Ian terminara con lo último que faltaba por hacer, desconectar los componentes del estéreo y la televisión de la biblioteca.

Cuando regresé abajo, después de que los empacadores habían salido, la casa que vi ya no era la mía. Simplemente era un lugar lleno con muebles empacados y montones de cajas. Recostado, en frente de una caja en el banco del piano había un sobre de manila. No tuve que abrirlo para saber que adentro estaban las fotos y la historia de mamá. Ian lo había encontrado donde ella lo había escondido, evidentemente, detrás del equipo de estéreo. Mamá no había tomado más riesgos. Había hecho lo mejor y lo único que sabía hacer con el fin de mantener las últimas imágenes de su pasado. Al final, después de todo, la memoria le había fallado.

Fue hasta unos meses después de que nos habíamos establecido en nuestro nueva casa (felices, debo decir) que desocupé los contenidos de la cubierta de manila sobre mi escritorio. Mi intención era sacar copias de las fotos favoritas de mamá y dárselas en un pequeño álbum sujetado por una cinta; afortunadamente, suficientes fotografías buenas aún permanecían para que yo pudiera crear este recuerdo y regalárselo.

Pero para mi sorpresa, una de las fotos que más le gustaba, en la que aparecía con mi padre cuando eran muy jóvenes, no estaba en el sobre con las demás. Había tenido suficiente memoria para reconocer y esconder la que más valor tenía para ella. Con el tiempo, un día la encontré, introducida en un libro que estaba leyendo cuando nos visitó. Mi madre había estado perdiendo su memoria, pero mantenía su ingeniosa habilidad para esconder cosas, ¡lástima que no pudiera recordar donde!

¿Podríamos evitarle más pérdidas?

CAPÍTULO DOS: AISLADA

Necesidad de interacción social y apoyo emocional

En el 2005 mamá viajó sola en avión dos veces más a California a visitarnos a Ed y a mí. A finales de agosto, vimos juntas por televisión la transmisión del huracán Katrina en la medida que iba ocurriendo. A veces nos íbamos de pícnic a un parque cercano y caminábamos alrededor de una hermosa laguna. En diciembre, nos preparamos para las festividades, elegimos y decoramos el árbol de Navidad, para la que sería la última vez que lo haríamos juntas. La foto muestra su satisfacción después de que terminamos de armar un rompecabezas de flores con muchos colores.

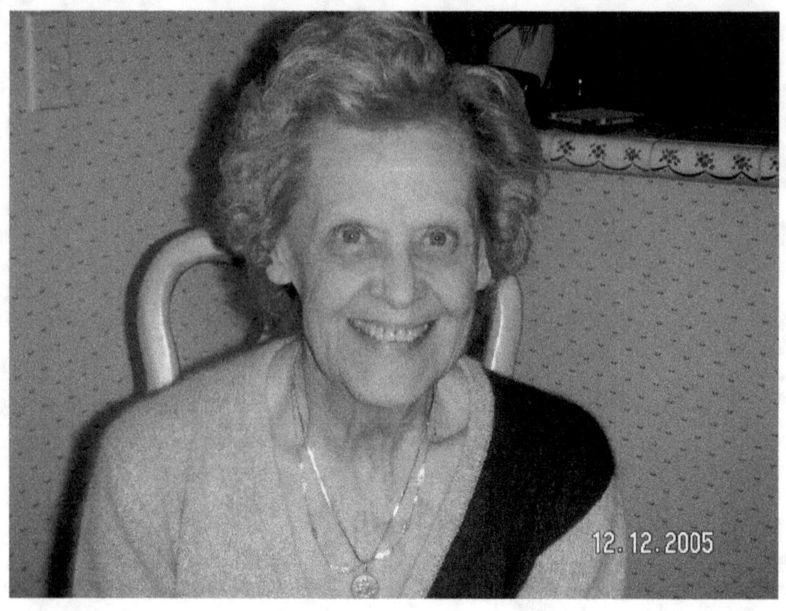

Durante estas dos visitas, mamá siguió mostrando cierta confusión y problemas de memoria; ella repetía a menudo lo que se había dicho. Sin embargo, normalmente permanecía contenta y requería poca supervisión. ¡Si yo tan solo hubiera sabido lo que iba a pasar! ¡Si hubiera podido mantenerla como estaba en ese momento!

Pero no fue así, cinco meses después de Navidad, mi hermana Kate y yo quedamos atónitas al recibir unas noticias inesperadas. Mamá había sido trasladada una vez más, ahora de la casa de Michael a una residencia bastante grande para el cuidado de adultos mayores en Nevada.

Ni Kate ni yo sabíamos que nuestra hermana Patricia (quien, como Kate, aún vive en el sur de California) había asumido un rol tan importante en la toma de esta decisión. Ayudó a Michael a buscar la residencia, a amoblar el pequeño aparta-estudio que habían escogido dentro de la residencia y también a trasladar a mamá allá, todo esto sin nuestro conocimiento. Dos años más tarde supimos sus razones: no era bueno para mamá estar sola todo el día mientras Michael trabajaba. Hubiéramos estado completamente de acuerdo con esa razón, pero no era la forma en que se suponía que debían haber manejado esta situación.

Años atrás mi padre había adquirido una póliza de asistencia médica domiciliaria para que ni él, ni mamá, tuvieran que estar nunca en una residencia para adultos mayores. Con este seguro, él consideraba que podían vivir con la familia, más exactamente en la casa de Michael, como se había previsto hace mucho tiempo. Con esta póliza se podría contratar a profesionales de la salud, quienes vendrían a atender a cualquiera de los dos en caso de ser necesario. En vez de esto, se habían ignorado los deseos de papá.

Michael no quería que "extraños", como los llamaba, vinieran a su casa mientras estaba trabajando, así que él y Patricia registraron como dirección de mamá la de la residencia para ancianos. En lugar de brindar atención domiciliaria personal o de acompañamiento, como dice la publicidad: "de tal manera que los adultos mayores puedan continuar viviendo independientemente en sus propios hogares en cualquier lugar de Estados Unidos", la cuidadora que Patricia contrató visitaría a mi mamá por unas pocas horas durante los días hábiles en su nuevo aparta-estudio.

Ahora, en vez de estar con su familia, mamá viviría entre extraños y tendría un acompañante tiempo parcial, que no la conocía como persona, ni su pasado. Aun, su identidad más elemental, su nombre, se dejaría a un lado. De ahora en adelante, en lugar de ser llamada "Lee" como lo hicieron toda su vida los más cercanos a ella, mi madre sería conocida como "Madeline".

Decir que mi madre quiso o aprobó estas determinaciones sería faltar a la verdad. Muchas veces en el pasado ella me dijo que nunca le gustaría vivir con otras personas mayores; prefería estar cerca de la gente joven, con su energía y entusiasmo por la vida. Así que ella se resistió.

Michael contó que tuvo que dejar de llevarla a su casa a visitarlo. Cuando era hora de regresar a su aparta-estudio mamá se ponía tan enojada y beligerante que se tornaba físicamente agresiva; peleaba y forcejeaba para quedarse en su casa, donde vivió por unos pocos años. Michael también me contó que una vez, sorprendentemente, ella se escondió debajo de su anterior cama y tuvo que sacarla físicamente arrastrada y llevarla hasta su carro.

No, ¡mamá no iría dócilmente!

Mi mamá había entregado su vida a mi padre y a nosotros, sus cuatro hijos. Había nacido en 1920 y era la penúltima de una familia de dos hijos y seis hijas. Fue la preferida de una pareja de tíos sin hijos, quienes llevaron a Lee a vivir con ellos en Cleveland cuando estudiaba secundaria. Un año después, cuando quiso regresar a la casa de sus padres en el oeste de Pensilvania, no pudo transferir sus notas y registros entre colegios de estados diferentes. Con pocos deseos de repetir un curso, ella abandonó los estudios después de cursar octavo grado. Permaneció en casa con sus papás y hermanas menores hasta que tuvo edad suficiente para conseguir un trabajo. Después, trabajó en una tienda de "Todo a diez centavos", por pocos años. Una noche de verano, en una discoteca junto a un romántico lago, conoció a mi padre, se casó con él un año después, cuando ella tenía diecinueve años y dejó el único trabajo remunerado que tuvo.

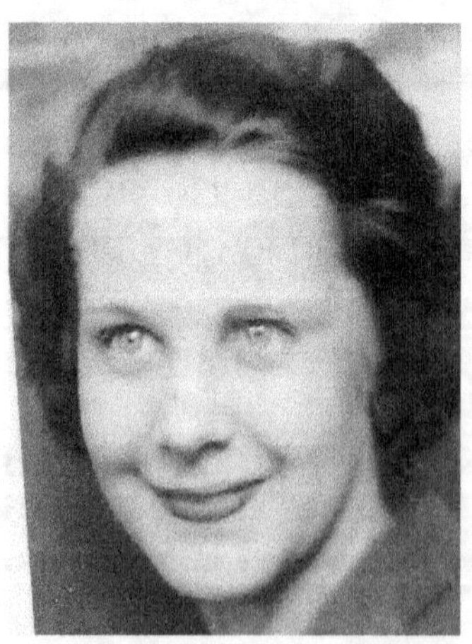

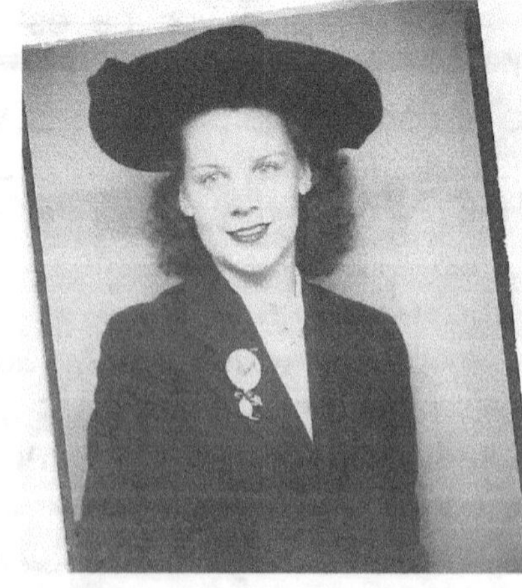

Yo nací un año después de su matrimonio. La siguiente fue Patricia, luego Kate, distanciadas una de la otra por cinco años. Michael, el tan esperado hijo varón, nació cuando yo tenía diecisiete años y literalmente me estaba graduando del colegio. De hecho, mi madre estaba aún en el hospital con Michael la noche de mi graduación y se perdió la gran fiesta de celebración que ella muy amablemente había preparado. Después de graduarme, trabajé durante el verano en un gran almacén y oré desesperadamente para que me fuera otorgada una beca para irme de casa e iniciar la universidad en el otoño. Patricia, por lo tanto, se convirtió en una segunda madre para Michael, así como yo lo había sido para Kate. No nos imaginamos que estos primeros vínculos presagiarían la relación que tendríamos entre hermanos en los años adultos y que influirían en nuestro interés y capacidad de comunicarnos el uno con el otro.

A lo largo de los años nos fuimos separando aún más, por la distancia y temperamentos. Después que me fui a la universidad (la beca finalmente me fue otorgada) nunca más volví a vivir en casa. Inicié mi propia familia poco después de mi graduación en la Universidad de Ohio y nacimiento de mi primogénito, Mark, solamente cuatro años menor que mi hermano Michael. Siempre me sentí más como una tía de mi hermano. Patricia y yo nos convertimos en muy amigas debido a que fuimos las dos primeras de la familia en trasladarnos a California. Ella se fue un año después que yo, en 1967, los demás se fueron de Pensilvania diez años más tarde. Debido a malentendidos con cada una de nosotras, 30 años después, Patricia dejó todos los contactos con Kate y conmigo, y rechazó mis intentos posteriores de reconciliación. Extrañé su amistad, su sentido de humor, y todos los buenos momentos que pasamos juntas, pero como el tiempo pasó y ella no apacigüó sus ánimos, finalmente, tuve que aceptar su distanciamiento y no persistí. Kate tuvo una posición poco envidiable en la familia, creció entre Patricia y Michael, el más joven y esperado hijo varón, a quien mis padres adoraban. En pocas palabras, no fuimos un buen grupo para colaborar, unos con otros, con el cuidado de mamá.

Lo ideal hubiera sido si uno de mis hermanos, o yo, hubiéramos llevado a mi mamá a una de nuestras casas y la hubiéramos cuidado, pero por diferentes razones, ninguno tenía el espacio adecuado, ni podía asumir la responsabilidad tiempo completo. Ed y yo habíamos vendido nuestra amplia casa cuando mis padres vivían aún con Michael; suponíamos que ellos estarían con él, como habían planeado, y ahora nuestro pequeño cuarto de huéspedes estaba lleno de muebles empotrados (estantes, una televisión y una cama de pared). La manera como lo habíamos rediseñado, no era la de una habitación de huéspedes apropiada para que mamá se alojara permanentemente. La casa de Kate tenía un largo trayecto de escaleras hasta la alcoba de huéspedes, Michael trabajaba y Patricia tenía sus propias razones. Ed y yo pensábamos que podíamos tener a mamá con nosotros con comodidad por tres meses seguidos, pero que cada uno de nosotros tuviera a mamá por un trimestre les pareció a los demás hermanos que podía ser demasiado complicado para ella. Mamá se merecía mucho más de lo que nosotros estábamos dispuestos a ofrecerle.

El cuidado de mamá en la residencia no fue una solución fácil. Para mí fue desgarradora; no cumplir con nuestra obligación y responsabilidad parecía tan egoista e ingrato de nuestra parte. Tuve muchos sentimientos de pena y de culpa e imagino que mis hermanos sintieron lo mismo. Es más, sentí vergüenza cuando supe que siete de cada diez pacientes con la enfermedad de Alzheimer viven en sus hogares. De los cuatro hijos de mamá, ninguno de nosotros fue capaz de darle el cuidado que ella nos había brindado.

Y así, nuestra mamá fue alejada de su familia. Para explicar lo que este cambio tan abrupto de vida debió ser para mamá, permítanme retroceder y describir nuestra experiencia con ella en marzo de 2006, un poco después de su cumpleaños 86 y dos meses antes de su ubicación en la residencia para adultos mayores. Ed y yo habíamos traido a mamá de nuevo con nosotros a pasar unas vacaciones de dos semanas en Puerto Vallarta. Ella y mi padre habían estado allí con nosotros varias veces antes, así que en esta visita ella estaba encantada de ver otra vez a los amigos que había hecho los años anteriores. Le gustaba mucho ir a los restaurantes, a los jardines botánicos, y simplemente relajarse, sentada en la terraza expuesta al sol. Desde allí observaba la brillante bahía y los enormes pelícanos que volaban en V al final de las tardes en su trayecto hacia su refugio y pasaban tan cerca de nosotros que casi podíamos tocarlos. Veíamos programas de televisión juntos y una película que le gustó muchísimo, *Forrest Gump*. Ninguno de nosotros hubiera pensado que éste sería su último viaje a México.

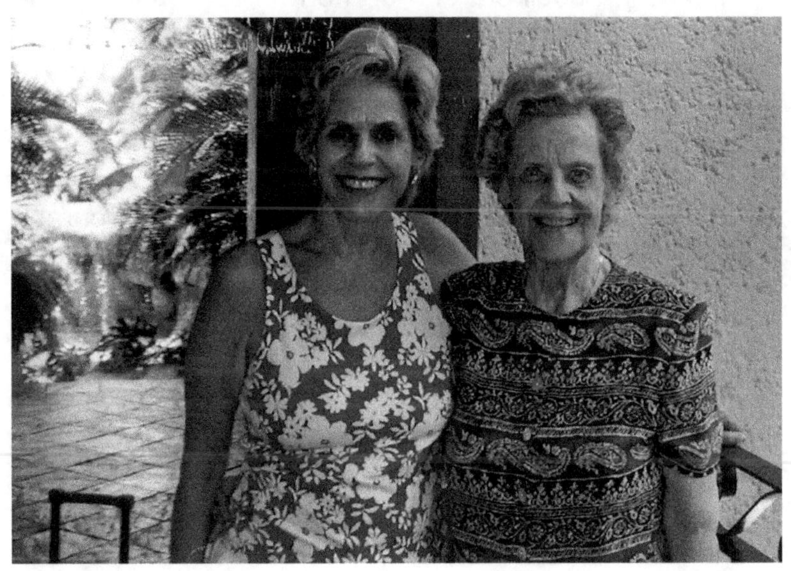

Luego, dos meses después de nuestro regreso de Puerto Vallarta, donde ella y yo nos habíamos acompañado permanentemente, mamá se mudó a la residencia para adultos mayores. Casi todas las demás visitas que le hice en los siguientes dos años fueron allá en su aparta-estudio.

La apariencia física del apartamento era bastante agradable y estaba bien ubicado para mamá, quedaba en el primer piso, a la vuelta de la esquina de un espacioso vestíbulo y de la sala de estar, casi directamente al frente de la recepción, fuera del comedor; ella no se perdería. Le gustaba mucho sentarse y observar la actividad en el vestíbulo y a las personas que iban y venían, además todos los días podía salir a caminar alrededor del gran edificio.

Adentro, Patricia y Michael habían hecho un buen trabajo amoblando el aparta-estudio con el sofá de mamá, la mesa del comedor y sus sillas, la televisión, la mesa para el café, y los accesorios de la sala; a un costado de la alcoba, estaba su cama *queen size*, una cómoda grande y las mesas de noche. La ventana de la alcoba daba hacia el acceso vehicular al frente del edificio. El baño era relativamente grande y había una cocineta con un horno microondas y una nevera pequeña en una esquina de la sala.

Por lo menos una vez, cada tres meses, yo volaba a Las Vegas, alquilaba un carro y permanecía con mamá generalmente dos días y una noche (dormíamos juntas en su cama y esto me daba la oportunidad de pasar el mayor tiempo posible con ella). Mientras estaba allí, procuraba ofrecerle los estímulos y las actividades que ella disfrutaba anteriormente y la pasábamos muy bien juntas. La llevaba a hacer compras, turismo, a la peluquería, o a cine, y siempre salíamos a comer y a almorzar a algún restaurante (hacía parte de mis deberes y esfuerzos, ahora que estaba en ese 15 % de familiares o amigos que cuidan a larga distancia y viven a más de una hora de su pariente).

Estas visitas me dieron la oportunidad de observar a mamá en su propio entorno. Siempre fue una persona bastante tímida y reservada, no hacía amistades fácilmente.

Sin embargo, era agradable y tuvo unos pocos amigos cercanos en su juventud; después de que ella se trasladó a California en 1977 sus amigos básicamente éramos su familia y dependía de nosotros para la mayoría de sus actividades sociales. Ed y yo fuimos muy cercanos a mis padres, social y físicamente, cuando vivimos en Laguna Beach y ellos en San Clemente. A menudo hicimos viajes con ellos, no solo a Puerto Vallarta sino también una o dos veces a Arizona. Para el cumpleaños 80 de mi padre viajamos con ellos, Kate y su esposo George, Michael, Ed y yo. Fuimos en un crucero por el río y visitamos los campos de batalla de la Guerra Civil por todo el Sur desde Nashville hasta Memphis. Ed y yo celebramos todos las fiestas y cumpleaños juntos con papá y mamá y el resto de nuestra familia extendida. Mis padres inclusive cuidaban a nuestros hijos cuando viajábamos durante algún fin de semana. Infortunadamente, después de que nos trasladamos al área de la Bahía de San Francisco en 1988 no los veíamos tan frecuentemente, aunque ellos venían a menudo al norte a visitarnos, así como nosotros viajábamos al sur a verlos.

Por el contrario, en la residencia para adultos mayores, mamá vivía en un total aislamiento. No participaba en ninguna de las actividades, como excursiones, clases de manualidades, o simplemente juegos como el bingo (que detestaba, el único juego de cartas que le gustaba era Corazones el que jugaba con mi hija menor, Renée). No tenía tan siquiera un conocido o amigo en su residencia, excepto su cuidadora quien venía por cerca de una hora todos los días hábiles de la semana. Sus compañeras para comer eran un par complicado: Dorothy era sorda y Joanne, tenía una enfermedad terminal, sonreía tristemente y no hablaba. La cuarta persona era animada y sociable pero pronto solicitó que la pasaran a otra mesa y nadie más pidió estar en ese lugar, o probablemente nadie quiso reemplazarla. Mamá había aprendido a encubrir su confusión con silencio, hasta donde era posible. No es necesario aclarar, pero nunca se hablaba durante la comida y este era el único momento que mamá tenía para relacionarse con otros, y que yo supiera, ninguno de nosotros solicitó pasarla a otra mesa.

Después de una de mis primeras visitas, en octubre 2 de 2006, escribi: "Vivir en un eterno presente":

Hoy sería el aniversario 67 de matrimonio de mi madre, pero ella no lo sabe. Lejos de llevar un registro mental de fechas para celebrar, ella no suele recordar el día de la semana, ni la estación del año.

Desde que mi padre falleció y ella se trasladó a la residencia para adultos mayores, todos los marcadores temporales que pasan en el mundo externo se le escapan a ella y ahora todos los días son el mismo.

Mi madre está con otras personas que tienen familias diferentes a la suya. Estas familias celebran los aniversarios y cumpleaños de personas que ella nunca ha conocido ni conocerá. Tampoco sus acompañantes conocerán a la familia de mi madre (sus hijos, sus cinco nietos, sus nueve bisnietos). Para todos los que viven en este lugar, estas celebraciones se realizan afuera y no los incluyen a ellos.

Cada una de estas mujeres (la mayoría eran mujeres) vive en un círculo de soledad, su pasado contenido y sellado, que no toca ni el presente, ni el futuro, ni a ninguna otra persona.

¿Cómo podría saber que hoy es su aniversario?

¿Cómo podrías celebrar si nadie estaba allí para celebrar contigo?

Mucho de lo que sabemos de nosotros mismos lo aprendemos interactuando con los demás. La forma como reaccionamos, la manera como ellos a su vez se relacionan con nosotros, todo esto hace parte de descubrir lo que nos hace únicos como individuos. La identidad se forja y se mantiene por la interacción social. En este sentido, el aislamiento es una forma de tortura que puede llevar a perder el sentido de sí mismo.

En realidad, el personal de la residencia no proporcionaba mucha estimulación social. Durante el tiempo que pasé la noche con mamá en su aparta-estudio, una auxiliar abría su puerta y entraba a la alcoba un poco después de las siete de la mañana, despertaba a mamá, se aseguraba de que todas sus extremidades estuvieran bien, le daba algunas pastillas y después de diez a quince minutos se retiraba. Mi madre se había vuelto un poco despreocupada con su higiene personal y la auxiliar no siempre estaba para asegurarse que mamá se bañaba y cambiaba su ropa habitualmente.

Nunca había tenido la oportunidad de ver el contrato con la residencia, por lo que no tenía idea de que servicios esperar de ellos, hasta que encontré una lista de sus deberes en uno de los cajones de la cómoda de mi mamá. Las responsabilidades cubrían considerablemente más de lo que estaban haciendo. Por ejemplo, se suponía que un podólogo estaría pendiente de los pies de mamá y cortaría sus uñas mensualmente. Sin embargo, yo tuve que cortar sus uñas una vez porque le estaban molestando. ¡Con razón! El tamaño de sus uñas me recordó las fotos de las uñas de Howard Hughes. Después, descubrí algo afilado debajo de uno de sus pies. Ella tenía deformidades en los dedos y la uña larga de uno de ellos se estaba clavando debajo de éste. Caminar debío haber sido muy doloroso para ella.

Durante los dos años que estuvo en la residencia para adultos mayores me dí cuenta de que su memoria se había deteriorado notoriamente. Muy probablemente la memoria se hubiese deteriorado lentamente en este periodo, dondequiera que hubiera vivido, pero creo que la pérdida de ésta fue agravada debido a su falta de estimulación social y a la carencia prolongada de contacto amplio con su familia. Los estudios han demostrado que una de las mejores cosas que podemos hacer por nuestros cerebros es mantener vínculos sociales y actividades con familiares y amigos tanto tiempo como sea posible. Los expertos están de acuerdo que cuando los adultos mayores se aislan más, la soledad y la depresión pueden afectar su memoria y función cognitiva.

En un estudio de la Universidad de California en San Francisco (UCSF, siglas en inglés) que se realizó durante seis años con 1.604 adultos mayores[3], se encontró que aquellas personas quienes estaban aisladas tenían mayor probabilidad de desempeñar con dificultad las actividades cotidianas como vestirse y bañarse por sí mismas, así como mayor riesgo de morir. Un estudio similar en Holanda relacionó la soledad con el deterioro cognitivo y la mayor propensión a desarrollar demencia. En ambos estudios, se observó que más importante que el número de personas cercanas al individuo era el sentimiento de contar con vínculos emocionales fuertes y la percepción de tener relaciones significativas.

Alguna vez le hice a mamá algunas preguntas de conocimiento muy sencillas. Ella había perdido el sentido preciso del tiempo (fecha, estación, año, mes). Ahora también confundía su ubicación cercana en la medida que su memoria espacial se deterioraba, probablemente esto indicaba mayor pérdida de la función del lóbulo parietal. No sabía dónde vivía ni siquiera en qué estado. No podía encontrar el camino alrededor del edificio excepto para ir al comedor desde su habitación, afortunadamente, éste quedaba casi al frente del hall. De hecho, no parecía saber donde estaba en ningún momento, pero sí sabía que no estaba en su casa, ni con su familia. Lo más impactante es que ya no reconocía a papá en una foto muy grande que estaba en su cuarto; pensaba que era su padre. ¿Era esto un problema de su memoria, o de su visión? Cuando le pregunté quién era el presidente, respondió, "Nixon".

Debido a que mamá había retrocedido en estos dos años de semi-soledad, ahora requería ayuda adicional donde quiera que viviera. Nunca más volvió a ver televisión ni a hacer llamadas telefónicas (por fortuna todavía contestaba mis llamadas y hablábamos en las tardes varias veces a la semana). Dejó de leer libros y periódicos. No se volvió a lavar su cabello, por ésto, Michael había coordinado y pagado para que periódicamente fuera al salón de belleza que quedaba al final de su hall.

En efecto, mamá estaba demostrando muchas de las diez señales de advertencia que la lista de la Asociación de Alzheimer relaciona como indicadores de la enfermedad:

- Pérdida de memoria que afecta la vida diaria: olvidar fechas o eventos, preguntar por la misma información una y otra vez, depender de ayudas para la memoria.
    - Envejecimiento normal: olvidar nombres y citas momentáneamente.
- Dificultades para planear y resolver problemas: cambios en las habilidades para trabajar con cifras, preparar una receta, verificar las facturas.
    - Envejecimiento normal: cometer ocasionalmente errores cuando se concilia una chequera bancaria.
- Dificultad en completar tareas con las que se está familiarizado: problema para conducir por lugares conocidos, gestionar un presupuesto, recordar las reglas de un juego.
    - Envejecimiento normal: requerir ayuda ocasional para, por ejemplo, programar grabaciones de la televisión.
- Confusión con el tiempo y el espacio: perder el seguimiento a las fechas o a las estaciones, olvidar donde se está o como llegó allí.

  - Envejecimiento normal: confundirse temporalmente acerca del día o la semana.
- Problema para comprender las imágenes visuales o las relaciones espaciales: dificultad para leer, apreciar la distancia y determinar el color.
  - Envejecimiento normal: cambios en la visión debido a cataratas.
- Problemas adicionales con las palabras al hablar y escribir: problema para seguir o unirse a una conversación, repetirse a uno mismo.
  - Envejecimiento normal: tener problemas para encontrar la palabra precisa algunas veces.
- Colocar las cosas en el lugar equivocado y perder la capacidad para volver sobre los pasos para encontrarlas. Poner las cosas en lugares inusuales, acusar a otros de robarlas.
  - Envejecimiento normal: de vez en cuando poner las cosas en el lugar equivocado y volver sobre los pasos para encontrarlos.
- Deterioro de la capacidad para juzgar: malos manejos con el dinero, menos atención al aseo.
  - Envejecimiento normal: tomar una mala decisión de vez en cuando.
- Abandonar el trabajo y las actividades sociales.
  - Envejecimiento normal: A veces sentirse aburrido del trabajo, de la familia y de las obligaciones sociales.
- Cambios en el estado de ánimo y en la personalidad: tornarse confundido, desconfiado, deprimido, miedoso o ansioso.
  - Envejecimiento normal: ponerse irritable cuando alguna rutina se interrumpe.

Por lo demás, ella todavía tenía control urinario y era capaz de bañarse y vestirse por sí misma. Y claro, también podía comer por sí sola, caminar y subir escaleras. Todas estas eran habilidades importantes porque demostraban que ella aún era independiente para desempeñar las seis actividades básicas de la vida diaria (AVD) que se utilizan para medir el nivel de autocuidado y movilidad; comer, bañarse, vestirse, caminar, ir al baño y continencia urinaria.

Sin embargo, ella no podía realizar las actividades instrumentales de la vida diaria (AIVD) como hacer compras, preparar comida, lavar ropa, manejar o usar los medios de transporte y administrar la economía del hogar. Aunque todas estas habilidades son esenciales para vivir de manera independiente, su pérdida no significa necesariamente que es el momento para ir a vivir a una casa para adultos mayores. Más de un geriatra concuerda con lo que dice la Dra. Cathy Alessi "Muchas personas mayores con deficiencia en estas áreas pueden permanecer relativamente independientes en la comunidad si cuentan con la ayuda adecuada..... Si es así, sus padres son aún personas independientes. Inclusive, alguien con demencia moderada o temprana, todavía tiene necesidades, deseos y opiniones que deben ser tenidos en cuenta" [4].

La vida de mi madre se redujo a estar sola en su pequeño apartamento o en el vestíbulo, afuera del comedor, excepto durante las comidas y visitas de uno de nosotros o de su cuidadora. Michael y su nueva esposa Agnes pasaban a verla por lo menos cada semana (se casaron unos pocos meses después que mamá ingresó a la residencia). Agnes, había inmigrado recientemente al país y era muy amable con mi mamá a quien llamaba " Mommy".

Agnes y mi hermano le llevaban algunas golosinas para mantener en la nevera o en la alacena, pero mamá olvidaba comerlas. Empezó a envolver cosas en servilletas y las escondía en sus, cada vez más, desorganizadas gavetas de la cómoda, manifestando sospecha hacia otros, que a menudo acompaña el empeoramiento de la demencia, y que junto con el aislamiento, podría ser un síntoma de depresión; un padecimiento común entre las personas mayores que a menudo se trata y algunas veces se confunde con el Alzheimer. La firma *Kaiser Permanente*, en un estudio de largo plazo con más de 13.000 adultos[5] concluyó que la depresión en la edad avanzada puede duplicar el riesgo de la demencia por Alzheimer; tanto la depresión como la demencia pueden causar daño y disminución del hipocampo, la parte más importante del cerebro para la formación de la memoria.

Aún así, mamá fue registrada como "independiente" en la residencia (porque contaría con la ayuda externa de una cuidadora), no estaba en el programa de "vida asistida" (lo que habría exigido más cuidado y supervisión del personal). La diferencia habría de convertirse en algo muy importante, como descubriríamos más adelante.

CAPÍTULO TRES: DEFICIENCIAS

La nutrición, el cerebro y los cambios de la memoria

Desde que mamá se había trasladado a la residencia para adultos mayores, hacía dos años, no había viajado fuera de este lugar. Para que ella viajara sola en avión a visitarnos, mi hermano Michael o su esposa Agnes tenían que llevarla al aeropuerto y esperarla hasta que el vuelo saliera, luego, para su regreso, igualmente debían esperarla otra vez en la puerta de embarque. Como esto podía ser un inconveniente para sus horarios de trabajo, yo la visitaba siempre en su aparta-estudio, aunque cada uno de mis viajes era tan solo por dos o tres días.

Con el fin de pasar más tiempo con mamá, Ed y yo decidimos traerla a casa para unas vacaciones. En abril 26 de 2008, manejamos hasta la residencia y empacamos su ropa, sus pastillas y todo lo que ella pudiera necesitar para su estadía, y al día siguiente, los tres salimos para nuestra casa en California. Yo quería pasar otra vez un tiempo prolongado con ella, lamentablemente, unos días más juntas me revelarían de muchas maneras que el cuidado de mamá estaba siendo insuficiente para suplir sus necesidades.

Intentamos hacer una pausa en el recorrido de nueve horas parando en algún sitio a pasar la noche, pero mamá estaba dispuesta a continuar y terminar el viaje en un día. Aunque la mayor parte del tiempo permaneció callada, se mostró muy interesada en el paisaje que iba contemplando y hacía comentarios de admiración sobre lo que veía en el camino. Cuando hablaba, repetía la conversación una y otra vez, ya que no podía recordar lo que acabábamos de decir. Como era habitual, cuando estaba en el automóvil exclamaba de vez en cuando, "Miren todos esos carros ¿De dónde vendrán?" Creo que en parte su agradable comportamiento se debía a las muchas habilidades sociales que aún conservaba, habilidades que según mi hermano, la habían ayudado a disimular el grado de su pérdida de memoria. No podríamos asegurar si este viaje fue para ella una aventura, o un confuso cambio de ambiente. De todas maneras, parecía feliz.

Mamá se adaptó muy bien a su nuevo entorno en nuestra casa. Su única dolencia física, diferente a quejarse por su rodilla derecha (debida a la artritis, cada vez que entraba o salía del carro), era que se sentía mareada y débil muy a menudo. Posiblemente, estos síntomas se debían al hipotiroidismo, a los medicamentos o a la presión sanguínea; ella los había tenido en otras ocasiones, a lo largo de los años. Revisé con Michael cuales eran los medicamentos formulados que ella estaba tomando y consulté sus efectos secundarios:

- Cerefolin (para deficiencias generales en la nutrición asociadas con el deterioro cognitivo en la vejez), puede causar somnolencia, diarrea suave e inflamación en el cuerpo.
- Benicar (para la presión alta), puede causar normalmente náuseas, especialmente en los ancianos, así como debilitamiento y mareo.
- Aricept (para la confusión debida a demencia y a la enfermedad de Alzheimer), generalmente puede causar náusea y diarrea.

- Synthroid (medicamento para el hipotiroidismo), puede causar dolores de cabeza y nerviosismo.

Aunque probablemente era Benicar el medicamento que le causaba su debilidad y mareo, la pastilla para la tiroides parecía ser la que peor le sentaba. Dejé de dársela por unos pocos días porque sabía que mi propia medicina para la tiroides también me hacía sentir algunas veces un poco mareada, y escribí a Michael para preguntarle su opinión. No le pregunté cuáles vitaminas y suplementos estaba tomando mamá, y supuse que ninguno, pues no los encontré entre sus pastillas.

Considero que a mamá, además de la falta de estimulación social adecuada y acompañamiento en la residencia para adultos mayores, también le faltaban elementos clave en su dieta y suplementos. Pero como hasta ahora me estaba enterando, el tiempo para reducir el avance de su demencia proporcionándole nutrientes adicionales, lamentablemente había pasado. Aun, el medicamento que Michael le había prescrito, Aricept (donezepil), estaba perdiendo rápidamente su efectividad. En sus materiales de referencia, la Asociación de Alzheimer manifiesta que los inhibidores de la colinestarasa, como el Aricept, formulados para evitar el colapso de la acetilcolina, importante transmisor de memoria, solamente retardan los síntomas por un tiempo limitado, un promedio de seis a doce meses en el 50% de los pacientes.

Hoy en día es ampliamente conocido que lo esfuerzos realizados en el pasado para tratar a los pacientes con diversos medicamentos no han funcionado, básicamente porque éstos han sido administrados demasiado tarde. El Alzheimer no aparece de pronto cuando estamos en los sesenta o setenta años. Con el progreso que se ha logrado en las imágenes del cerebro y otros marcadores biológicos, el Dr. Peter V. Rabins dice “la enfermedad del Alzheimer puede ser detectada en el fluido cerebro-espinal de una persona, aun 10 a 25 años antes de que la persona presente los síntomas; hoy en día, la mayoría de los expertos están de acuerdo en que los cambios en algunos marcadores biológicos pueden anteceder a los sintomas del Alzheimer ¡hasta en unos 30 años!" [6]. En el momento que una persona es diagnosticada, aun con una demencia moderada relacionada con Alzheimer (con la memoria de corto plazo afectada y alguna dificultad en el funcionamiento diario), él o ella ya ha perdido una cantidad significativa de neuronas responsables de la memoria saludable y del razonamiento.

Finalmente, tuve que aceptar, que en el caso de mi madre, el tiempo para la prevención había pasado.

Infortunadamente, a pesar de los avances en la detección temprana, las medicinas y terapias se han rezagado. Hasta el día de hoy, la enfermedad de Alzheimer no es tratable. No existen drogas para prevenir, ni siquiera para reducir, el progreso de la demencia, aunque se están ensayando nuevos medicamentos en pruebas clínicas. Nadie se atribuye la cura de la demencia, especialmente de la más común, la enfermedad de Alzheimer, sin embargo, permanece la esperanza de que en el futuro el riesgo de que pueda disminuir con medicación y cambios en el estilo de vida, así como sucedió con los riesgos del derrame cerebral y del paro cardiaco. Hasta entonces, en ausencia de una medicación efectiva, ¿cómo prevenimos la demencia antes de que sus síntomas aparezcan?

***

Un número creciente, pero todavía controvertido, de estudios indica que existe una correlación entre el consumo de algunos suplementos nutricionales y el retraso en el comienzo del deterioro cognitivo [7], en particular, el deterioro de la memoria asociado con la edad. Si ya era tarde para ayudar a mamá, tal vez había llegado el momento para pensar en cómo proteger mi propia salud cognitiva. Las siguientes recomendaciones no tienen el mismo nivel de aprobación que exige la Agencia de Drogas y Alimentos de Estados Unidos (FDA, siglas en inglés) para los medicamentos que se formulan, ni han sido evaluadas en pruebas aleatorias. Pero dada la esperanza de prevenir, o al menos, retardar la posible pérdida futura de la memoria, no veo inconveniente en incluir algunos de los suplementos dietéticos que más se recomiendan en mi propio régimen diario:

- Las vitaminas B, en particular la B6, B12 y el ácido fólico. Los estudios demuestran que ayudan a controlar los niveles altos de aminoácido homocisteína asociado con el deterioro cognitivo y el Alzheimer.
- Vitamina D3, ya que estudios recientes han señalado una correlación entre los bajos niveles de vitamina D3 y la demencia; se ha encontrado que la vitamina D3 es más beneficiosa que la vitamina C.
- CoQ10, Acetyl L-Carnitine y beta caroteno (precurso de la vitamina A). (La vitamina E, que se recomendaba, ahora se considera que causa problemas, especialmente en dosis altas).
- La enzima Glutationa, el "antioxidante maestro" para luchar contra los radicales libres y disminuir los cambios vasculares.
- Los ácidos grasos esenciales, especialmente el Omega-3, por sus efectos anti-inflamatorios y antioxidantes.
- El ácido Alfa lipoico, otro antioxidante benéfico.

Mucho mejor que tomar pastillas es alimentarse con una dieta mediterránea rica en frutas, vegetales, granos y baja en grasas saturadas, carnes, productos lácteos y azúcar. Algunas revistas especializadas en epidemiología han señalado que aquellas personas que siguen la dieta mediterránea disminuyen el riesgo de la enfermedad de

Alzheimer en un 40% [8]. Se consideran especialmente importantes aquellos alimentos clasificados como altos en antioxidantes y ricos en flavonoides, como los arándanos y las fresas (un estudio controlado durante seis años, que incluyó 16.000 mujeres mayores de 70 años, demostró que dos porciones por semana podrían retrasar el deterioro cognitivo hasta dos años y medio) [9], y otros, los llamados alimentos del cerebro, que incluyen condimentos como el orégano seco, la canela molida y la cúrcuma. A este condimento que convierte al curry en amarillo, con su ingrediente activo la curcumina, se le atribuye la muy baja incidencia de la enfermedad de Alzheimer en la India. Además, en un estudio de la Universidad de California en Los Ángeles (UCLA, siglas en inglés), realizado hace algunos años con ratones que se alimentaron con curcumina se encontró que éstos tenían la mitad de placas amiloideas de la enfermedad de Alzheimer que el grupo de control [10]. El sitio web de la Asociación de Alzheimer incluye otros alimentos protectores de un cerebro saludable:

- Vegetales: el repollo rizado conocido como Kale, espinaca, coles de Bruselas, brócoli, remolachas, pimentón rojo, cebolla, maíz y berenjena.
- Frutas: ciruelas pasas, uvas pasas, frutos rojos (azules, negros, frambuesas, fresas), ciruelas, naranjas, uvas rojas y cerezas.
- Pescados: salmón, lenguado, caballa, trucha y atún.
- Nueces: almendras, nuez de pacana y nuez de nogal.

Lo que usted come, y cuánto come, son muy importante para su cerebro y para su salud en general. En el caso de mi madre, ya hemos resaltado la importancia de las interacciones sociales y del apoyo emocional. Ahora podemos añadir la dieta y los suplementos como un tercer factor crítico para retrasar la pérdida de la memoria y el deterioro cognitivo.

Sin embargo, no podemos negar, que algunos cambios en la memoria se producen de manera natural. Tengo que admitir que en ocasiones me preocupo por mi memoria, a pesar de llevar una dieta saludable y tomar suplementos, llevar una vida físicamente activa, mentalmente estimulante y contar con la compañía de mi esposo, de mis amigos y mi familia. Afortunadamente, estamos viviendo en la era del acceso inmediato a la mayoría de la información y puedo rápidamente acceder a Google y tener los datos que deseo recordar. Sin embargo, la mayoría del tiempo prefiero ejercitar mi memoria tratando de recordar la información que requiero por mí misma. Desafortunadamente, mi capacidad para recordar se ha tornado más lenta en la medida en que envejezco.

Permítanme dar algunos ejemplos de mis problemas de memoria más comunes y frustrantes, más no por ello incapacitantes, que se convierten en los problemas más frecuentes para la mayoría de personas, a medida que envejecemos especialmente después de los 65 años. Algunas palabras raras son siempre difíciles de recordar para mí (por ejemplo, simbiótico); por fortuna no son las palabras que más utilizo. El significado de algunos acrónimos como IED, los encuentro complicados, lucho por recordar que significa cada letra. (En este ejemplo, recuerdo "*Explosive Devices*", pero, ¿qué diablos significa la I? Finalmente, llega a mi mente la palabra: "*Improvised*". Ese era el uso más común, pero esta era una palabra inofensiva y no parecía encajar con la naturaleza letal de las armas). Algunas veces, cuando trato de pensar en una palabra en español, me ocurre lo que se llama "transferencia negativa", esto es, que una palabra en francés que aprendí con anterioridad llega primero a la mente, y a los labios!.

También suelo tener la experiencia de efecto retardado cuando, después que me doy por vencida al tratar de recordar algo, la respuesta llega por sí sola a mi mente más tarde, a veces mucho más tarde. (Anoche, después de una conversación sobre poesía, traté de recordar el nombre de un famoso poema de T.S.Eliot. Cuando abrí mis ojos esta mañana, las primeras palabras que literalmente explotaron en mi mente fueron *The Waste Land*, dejándome otra vez preguntas acerca de la memoria y las teorías sobre la dualidad del cerebro del filósofo René Descartes). También, algunas veces, mi mente se pone en blanco para los nombres propios o soy incapaz de tener ayuda de mi memoria nemotécnica para recordar las palabras con las iniciales de las primeras letras (por ejemplo, una señora en mi iglesia se parece a la actriz Juliette Binoche, pero en cambio recuerdo a Jacqueline Bisset, y después que mi cerebro ha hecho una conexión con JB, ninguna otra está disponible). Para muchos de nosotros, el olvido de nombres, me refiero a nombres de personas y cosas, es lo más molesto. Estos ejemplos y muchos otros hacen que me preocupe y me queje de mi memoria, a pesar de que lo que experimento está todavía en la categoría de los olvidos normales relacionados con la edad.

El cerebro (ese depósito de nuestro conocimiento, arrugado, que pesa tres libras y tiene dos lóbulos), comprende solamente cerca del 2% del peso de nuestro cuerpo, pero utiliza el 25% de nuestra energía de glucosa, así como el 20% de nuestro consumo total de oxígeno. De hecho, del 20 al 25% de nuestra sangre va al cerebro. (Cuando usted está pensando mucho, el cerebro puede llegar a utilizar hasta el 50% de su energía y oxígeno).

No importa si estamos aprendiendo o recordando, almacenando o recuperando, la cadena de eventos es la misma. El cerebro está compuesto por cerca de cien mil millones de células nerviosas especializadas llamadas neuronas. Cada neurona tiene un terminal que envía, el axón, y un terminal que recibe, la dendrita. El axón de una neurona, que está cubierto por una sustancia grasa llamada la vaina de mielina, envía un impulso electroquímico desde el cuerpo celular a través de un canal, o sinapsis, al receptor final, la dendrita de otra neurona. Tan pronto la dendrita recoge la señal, la transmite al axón de su neurona para que sea transmitida al siguiente cuerpo de célula, y así sucesivamente. Cada transmisión de una neurona a otra, se apoya en un neurotransmisor como la serotonina, dopamina, el ácido gamma amino butírico (GABA), norepinefrina, glutamato, o acetilcolina. El Glutamato, el neurotransmisor más común, fortalece las conexiones sinápticas. La acetilcolina sobre todo es fundamental para la memoria y el aprendizaje; también permite la comunicación entre las células del cerebro, pero desciende dramáticamente, a cerca del 10%, cuando la demencia avanza, a pesar de los medicamentos anticolinérgicos, como el Aricept. Todo esto en conjunto, es el fundamento celular de los pensamientos, recuerdos, sensaciones y emociones.

En la medida que nuestro cuerpo envejece, el cerebro mismo experimenta cambios desencadenados por las inflamaciones, alergénicos, alimentos, toxinas y estrés. Al inicio de los 20 años, empezamos a perder neuronas lentamente y a la edad de los setenta y cinco, cerca de una décima parte de las neuronas con las que nacimos se ha encogido o muerto debido a las enfermedades. Las mitocondrías, las fábricas de energía de las células, comienzan a destruirse, y sin ellas, las neuronas no pueden convertir la glucosa en energía. Toman forma de placas amiloides. Las vainas de mielina que protegen las fibras nerviosas pueden contraerse, reduciendo el nivel de los neurotransmisores y entorpeciendo la sincronización en los circuitos de las neuronas. La memoria se desacelera. Así, el llamado "olvido normal" se debe, a menudo, a la pérdida de velocidad en el proceso cognitivo que viene con la edad. Cuando no podemos recordar algo que conocemos, es porque la conexión entre las neuronas ha sido interrumpida.

¿Me pregunto si podría ser que además de los cambios biológicos, por el efecto acumulativo de años de aprendizaje y de asimilación cada vez mayor de información, el cerebro envejecido sólo requiere tiempo extra para buscar y encontrar lo que uno desea y traerlo a la consciencia? Esta ha sido, por mucho tiempo, una de mis teorías favoritas, más aun, ahora que soy mayor. Solía imaginar el cerebro estirándose como una banda de caucho, no hasta el punto de romperse, pero tomando más tiempo para hacer las conexiones a lo largo de su mayor tamaño. Por otro lado, en un reciente estudio del Dr. Michael Ramscar en Alemania, comparó el cerebro con un computador. Cuando el computador estuvo cargado con mucha información hasta que el disco duro se llenó, se volvió más lento, así como le sucede a un cerebro saludable. El Dr. Ramscar dice, "El cerebro humano funciona más lento en la edad adulta, pero solamente porque hemos almacenado mucha información a través de los años" [11].

¿Cuánta más información? Seguimos formando y añadiendo más conexiones en la medida que acumulamos más información durante nuestras vidas. El estimado es que cada una de nuestras 100 mil millones de neuronas puede estar conectada a otras 10.000 neuronas, con señales que van hasta 1´000 billones de conexiones o sinapsis, como hasta 125 billones, solo en la corteza cerebral. Alguna vez se dijo que el cerebro humano era el reflejo del número de estrellas en la Vía láctea. Hermes Trismegisto musitó hace unos siglos: "Lo que está arriba, está abajo", y esto fue mucho antes de la invención de los telescopios modernos. Ahora, en el universo de Hubble, los científicos pueden estimar solamente entre billones el número de estrellas en las mil millones de galaxias. Una comparación más precisa con el cerebro puede ser el equivalente a un computador con cerca de un billón de gigabites, o 75 mil millones de iPads de 16 gigabites. La preocupación no es que algunas conexiones fallen. ¡El milagro y lo asombroso es que tantas tengan éxito!

Algo más para tener en cuenta antes de entender cómo lo que está "allá afuera" (por ejemplo, en el mundo que nos rodea) logra estar "aquí adentro" (en nuestra cabeza, nuestra mente, nuestro cerebro) es la coordinación del proceso. Pensamos en la memoria como algo que reside en nuestro cerebro, particularmente en el hipocampo, pero en realidad, el hipocampo actúa como el director de una sinfonía. Las sensaciones de una experiencia llegan de muchas partes diferentes del cerebro: el lóbulo occipital registra la percepción visual; la amígdala, el sentido del olfato; la corteza auditiva, el sonido; y así sucesivamente. Luego, todos estos impulsos sensoriales se envían después al hipocampo, que integra en una composición excepcional y los graba. Sin embargo, como en una sinfonía, pueden ocurrir pequeñas variaciones cuando la composición de la memoria se reproduce. Con el tiempo, lo que recordamos puede ser lo que *recordamos* de lo que recordamos. ¿No resulta sorprendente que la percepción que tiene una persona de un evento, sea un poco diferente de aquella que tiene otro observador?. O, ¿que la declaración de un testigo pueda tener testimonios contradictorios de acuerdo con las percepciones que se registren? La realidad no consiste de una única versión completamente verdadera y objetiva acerca de la cual todos están de acuerdo. La fenomenología nos recuerda que la realidad es subjetiva, lo que nosotros percibimos como cierto. (También, pensemos en el Principio de incertidumbre de Heisenberg, en la física cuántica. Por ejemplo, con respecto a si la luz es una onda o una partícula podemos conocer con precisión ya sea la posición (partícula) o el movimiento (onda), dependiendo de cómo planteamos nuestro experimento. En otras palabras, nosotros "conocemos" la realidad que percibimos por la forma como escogemos verla).

Además, la memoria tiene cuatro niveles diferentes. Primero, el nivel sensorial que viene de varias áreas del cerebro, como se describió anteriormente. Por ejemplo, recordamos visiones (conocida como memoria icónica), una bella melodía (memoria ecoica) o el aroma favorito cuando se hornean galletas con chispas de chocolate. Algunas de estos recuerdos son fugaces y desaparecen rápidamente, pero otros pueden durar mucho, especialmente aquellos del olfato, toda vez que la corteza olfativa está localizada cerca al hipocampo y a la amígdala. Aun, nuestra piel y nuestros músculos tienen memorias sensoriales que pueden evocarse años después por medio de algunas técnicas de masaje como la bioenergética. El segundo nivel es la memoria de trabajo que involucra principalmente a la corteza prefrontal la cual maneja la atención, concentración y retención de corto plazo tal como mantener en mente un número telefónico que usted acaba de escuchar, hasta que lo necesite o apunte, y luego lo olvida. Pero si guarda esta información por más tiempo, la almacena en el tercer nivel, es decir, en la memoria de corto plazo. Una vez la memoria de corto plazo falla, como sucede en los pacientes de Alzheimer, entonces no se pueden añadir nuevos recuerdos al cuarto nivel, la memoria de largo plazo. Pero esta memoria continuará existiendo por un tiempo después de que la memoria de corto plazo falla y se puede acceder a ella sin recibir nada nuevo. Finalmente, sin embargo, si se tiene Alzheimer, la mayoría de los recuerdos, aun los de largo plazo, también serán arrasados.

Para un paciente de Alzheimer, una cosa es no recordar lo que se acaba de decir hace unos minutos y otra muy diferente es no recordar el pasado. La memoria de largo plazo posee varias clases diferentes de memoria, cada una es una única experiencia. Algunas son llamadas implícitas o memorias procedimentales para acciones que pueden realizarse sin esfuerzo o aun inconscientemente después de varias repeticiones, como conducir un carro o tocar el piano. (Mauricio Ravel, a pesar de tener la enfermedad de Alzheimer, recordaba cómo dirigir su composición orquestral *Bolero* y continuó realizando grabaciones cada año hasta su muerte). Como en el caso de Ravel, estas memorias automáticas, almacenadas en el cerebelo, pueden permanecer intactas por mucho más tiempo. La memoria explícita requiere un esfuerzo mucho más consciente antes de pasar a la de largo plazo donde después se divide en episódica (secuencia y tiempo, como "Me trasladé a California después de graduarme del colegio") o semántica (que consiste en el conocimiento general, reconocimiento de nombres u objetos y hechos, como "el triángulo isósceles tiene tres lados iguales").

Todas estas clases de memorias, episódicas, procesadas y organizadas por el hipocampo, son la parte de la memoria que mantiene las historias personales que nos contamos a nosotros mismos, una y otra vez, hasta que se convierten en nuestra propia identidad. Aristóteles llamaba a estas memorias “El escribano del alma” y su memoria episódica es su autobiografía. Trágicamente, la memoria episódica, la línea de la historia de su vida, y quien es usted, es la primera parte de la memoria de largo plazo que será destruida por el Alzheimer. La identidad se torna confusa, después desaparece completamente y el paciente se pierde en una multitud de personas desconocidas que ocupan el cerebro.

***

Conocer lo que estaba pasando en el cerebro de mi mamá era obviamente imposible y solo podría adivinarse por medio de las pistas en su comportamiento. Yo sé que ella no se quejaba de su memoria. En esta etapa, a la edad de 88 años, ella nunca mencionó la pérdida de su memoria, lo que indica, normalmente, una señal de su deterioro. Y ella definitivamente tenía malos días. Por lo menos una vez, mamá no recordó cuál de sus hijas era yo, aunque sabía que yo era una de ellas. Considero que esto fue mejor que creyera que era su hermana.

Sin embargo, en otros momentos podía estar muy lúcida, como cuando me dijo en mi casa, refiriéndose a la residencia para adultos mayores, “Tendría que ser estúpida para querer regresar ahora”. Sus estados mentales fluctuaban entre la confusión y la claridad, dependiendo del día y la hora y de si ella estaba alerta o cansada. Estas fluctuaciones son características de la demencia temprana, y los días que gozan de claridad generan una falsa esperanza. Pero ni la confusión, ni la claridad, podrían tomarse para describir completamente su nivel cognitivo.u comportamiento, así como su habilidad cognitiva, habían sufrido debido a su aislamiento y soledad durante los dos últimos años, pero éste también fluctuaba. Algunas veces, con interacción y estimulación social, ella parecía estar mucho mejor. Mientras estuvo en nuestra casa, hice lo posible para darle alegría y felicidad retomando las actividades que solía disfrutar. Ed y yo la llevamos a cine dos veces. La acompañe una vez al salón de belleza, las otras veces yo misma lavé y arreglé su cabello. Fuimos a restaurantes, salimos de compras, al gran centro comercial Stanford, al aire libre, (donde la ayudé a comprar un par de zapatos) y también hicimos caminatas cortas. Vimos muchas películas viejas por televisión y por cable, a ella le gustaba especialmente *Joven de corazón* con Doris Day y Frank Sinatra. Mientras horneábamos galletas, escuchábamos a Mozart, quien era su compositor clásico favorito. También estuvimos en algunas reuniones familiares, entre ellas una celebración del Día de la Madre con dieciséis personas de la familia extendida. Gozó mucho de la celebración y tomamos una foto de las cuatro generaciones de mujeres de mi familia. En la fila de adelante están mi hija Renée, su hija Audrey y mi madre. Paradas atrás estamos, mi hija Karen y su hija Lauren y yo sostengo una foto de Claire (la hija de mi hijo Mark, quien vive en Connecticut).

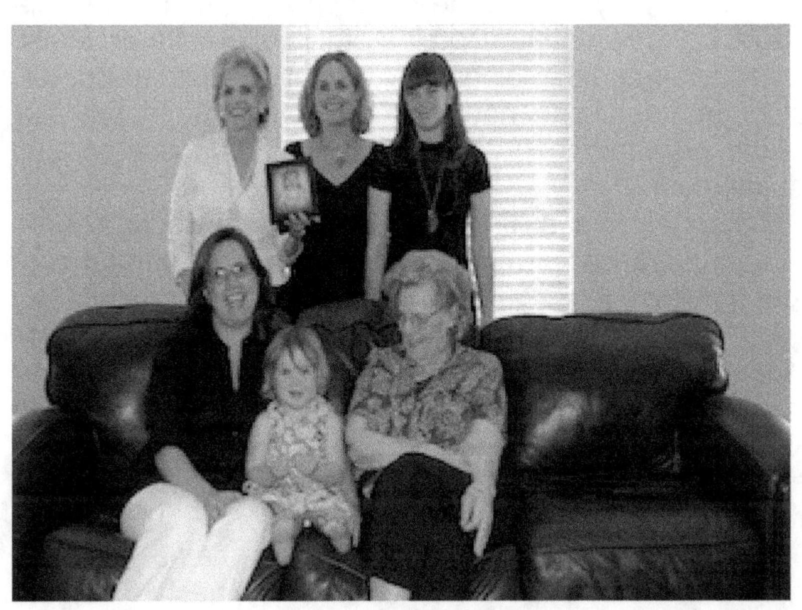

De nuevo mamá pasó delicioso y estuvo encantada; se sentía disfrutando la vida. El contraste entre su comportamiento en nuestra casa, con el que tenía cuando estaba viviendo entre extraños, se puede describir de manera muy sencilla. Así como podía mostrarse inflexible y terca en su propio entorno, una vez afuera de él, mejoraba y podía participar en actividades y hasta divertirse. Por ejemplo, el día que Ed y yo llegamos a recogerla en Nevada, ella se negó a ir a un restaurante a comer con nosotros y en vez de eso se escabulló a través del hall hacia el comedor. Por el contrario, cuando estaba visitándonos en California, no tenía problema en salir con nosotros a lugares nuevos, o en quedarse sola algunas veces (un día que teníamos boletas para la ópera fuimos a matiné, ella tomó una siesta y nos esperó hasta que regresamos). Antes de regresar a su residencia, ella ayudaba a poner la mesa y a lavar los platos, inclusive a desocupar la lavadora eléctrica cuando yo no estaba en casa.

Nuestra experiencia con ella fue como ver a una flor comenzar a florecer. Una o dos veces, le pidió a Ed que le sirviera un whisky antes de la comida, algo que ella disfrutaba. Le encantaba la comida étnica que solía preparar. Disfrutaba tener compañía, los abrazos, el contacto físico, y el consuelo de un acompañante. (Aunque todavía había que persuadirla para tomar su ducha diaria, podía hacerlo por sus propios medios).

Siempre hacia al final de esta visita o de anteriores visitas a nuestra casa, mamá rara vez quería permanecer más de dos semanas, y luego comenzaba a preocuparse, diciendo, "Necesito regresar". Cuando yo le preguntaba por qué, supe que ella pensaba que tenía una familia en algún lugar esperando su regreso, "ellos" la necesitaban y la "extrañaban". Esto fue verdad por mucho tiempo de su vida. Ahora ella no podía recordar donde vivía o quienes eran los miembros de esa familia.

Yo le preguntaba. "¿Quién te necesita, mamá?

"Michael", decía, pero esta era una respuesta ambigüa, pues mi padre y hermano tenían el mismo nombre. Al menos, ella recordaba un nombre; posiblemente quería referirse a los dos.

En una hoja de papel digité en letra grande algunos datos y la pegué sobre un cartón. Escribí su dirección en Nevada y el lugar donde cada uno de nosotros vivía en relación con ella, para que la pudiera consultar cuando se sintiera confundida. (Incluí nuestros nombres y números telefónicos, pero ella no pudo llamarnos nunca desde el teléfono de su cuarto). Esto fue lo que escribí:

Mi nombre es Madeline Emma.

Nací el 2 de marzo de 1920. Ahora tengo 88 años.

Vivo en una residencia para adultos en Nevada. Tengo un aparta-estudio, número __. Vivo allí sola desde mayo de 2006.

Mi esposo Michael murió en enero de 2005.

Mi hijo Michael y su esposa Agnes viven cerca. El es médico.

Mis hijas Kate (su esposo es George) y Patricia (su esposo es Wallace) viven en el sur de California, cerca de cuatro horas por tierra de donde yo vivo.

Mi hija Connie (su esposo Ed) vive en el norte de California, cerca de nueve horas por tierra de donde yo vivo.

Los miembros de mi familia me llaman y me visitan cada vez que pueden.

Yo puedo ir y visitarlos por el tiempo que acordemos.

Donde yo vivo, tengo una auxiliar que viene en las mañanas para darme las pastillas y ayudarme.

Yo tomo las tres comidas en el comedor de la residencia.

En la medida que se acercaba el tiempo para que ella regresara a Nevada, traté de imaginar cómo sería mi futuro. ¿Pasaría yendo de la casa de un hijo a la de otro, sin memoria, sin juicio, sin una mente clara? ¿Sentirían temor de que viniera y se sentirían felices (o por lo menos aliviados, como yo me sentía a veces con mi mamá) al ver que me iba? O tal vez, ¿se sentirían culpables de todos modos?

El lunes 12 de mayo de 2008, volé con ella al aeropuerto de Las Vegas y la acompañé en un taxi hasta la soledad de su cuarto. Al principio ella dijo que no recordaba ese sitio, pero parecía adaptarse muy rápidamente. Almorzamos y me ayudó a desempacar su ropa. Cuando yo estaba saliendo, me preguntó, "¿Volveré a verte?"

***

Después de la visita de mamá le hice una descripción escrita a Michael de su comportamiento en nuestra casa y le conté del seminario sobre pérdida de memoria y la enfermedad de Alzheimer en el que acabábamos de participar Ed y yo, el fin de semana anterior. Los profesores de neurología y psicólogos de la Universidad de California en San Francisco (UCSF), con impresionantes hojas de vida, enumeraron varias causas de los diversos tipos de demencia y manifestaron que la del Alzheimer, la clase de demencia más frecuente, es una enfermedad y no es necesariamente una parte del envejecimiento (algo valioso que repitieron muchas veces y que ayuda a tranquilizar a nuestra población de *baby boomers* en proceso de envejecimiento). Toda vez que las pruebas clínicas pueden determinar ahora la enfermedad de Alzheimer con un 90% de precisión, los conferencistas dijeron que se necesita una evaluación clínica completa porque el Alzheimer debe ser diagnosticado y tratado de manera acertada. Nos contaron además, que para los distintos desórdenes del cerebro se requieren diferentes intervenciones, y que se han producido muchos cambios en el tratamiento en los últimos cinco años. También, el paciente requiere una revisión física completa para descartar cualquier causa orgánica, como la deficiencia de la vtamina B12. Debido a que yo no nunca había recibido esta información, le pregunté a mi hermano qué pruebas clínicas se le habían realizado a mamá.

Sin el ánimo de criticarlo, le compartí mi opinión de que la carencia social en el caso de mamá había sido y es, un factor clave de su retroceso y que la estimulación social era de vital importancia para ella. El corto tiempo que pasaba con su cuidadora no era suficiente para sus necesidades porque después de que la ayudante se iba, mamá simplemente iba a comer y pasaba el resto del día sentada en su sofá o durmiendo. Aun nuestras visitas, de media hora, dos horas, o dos días completos, no eran suficientes. En mi parecer, después de nuestra experiencia, mamá necesitaba visitas más largas y más frecuentes fuera de la residencia para adultos mayores. Sugerí que aunque no recordara quien estuvo con ella, o lo que habíamos hecho, en cualquier momento, ella sería más feliz si todos tratáramos de hacer su vida más placentera.

Michael me respondió:

> Para ponerte al día, sobre los últimos nueve años de mamá aquí en Nevada. A ella la han visto tres internistas (si yo me incluyo como uno de ellos), dos neurólogos y un psicólogo clínico para evaluaciones y ellos la han diagnosticado con demencia tipo Alzheimer. Mamá ha tomado medicinas para ésto durante tres años, y parece que le han ayudado a que el progreso de la enfermedad no sea tan rápido. Cuenta con un podólogo…y una enfermera que va diariamente a darle los medicamentos y a realizar su higiene personal. Se ha mostrado muy terca con ellos y yo la he animado para que permita que la ayuden, diciendo que es para su artritis, pues discutir sobre su memoria hace que ella se sienta más frustrada.
>
> Se le han realizado varias pruebas de laboratorio; su nivel de tiroides está bien, y todas las demás causas tratables de demencia han sido descartadas. La resonancia magnética muestra atrofia del lóbulo temporal en ambos lados y pequeños cambios en los vasos sanguíneos de la materia blanca. Me alegra que tú y Ed hayan asistido al programa sobre demencia, pero te aseguro que todos los

caminos han sido tratados con el cuidado de especialistas.

...Ella está allá, donde puede socializar, pues mi esposa y yo, tenemos trabajos de tiempo completo. Yo la llamo y procuro animarla para que socialice; cuando voy trato de presentarle a otras personas. A menudo la visitamos los fines de semana...Le pregunto si quiere salir a comer afuera un postre o ir al casino, etc, pero ella se muestra reticente y se niega. A menudo, tengo que decirle que tome su baño, lave su cabello y se ponga ropa limpia.

Mamá está allá debido a lo mal que la estaba pasando cuando yo estaba en el trabajo. No comía ni bebía líquidos mientras estaba sola, y esto se convirtió en una situación peligrosa. El psicólogo clínico consideró que ella estaría mejor si contaba con interacciones sociales en una residencia para adultos mayores. Creo que en general, esto ha ayudado a mantener una independencia en los últimos años, pero ella se ha puesto más huraña y terca. A veces tiene buenos y malos días, o debería decir ¿momentos?

Yo le respondí:

Mi carta simplemente pretendía informarte, no criticar a nadie. Considero que nuestra mamá se entregó completamente a nosotros mientras fuimos jóvenes. Pero después de dos años, a pesar de las mejores intenciones de cada uno, creo que su situación está lejos de ser la ideal. No estoy segura de que aquellos a quienes se paga para su cuidado estén haciendo lo suficiente.

Agradezco me hayas puesto al día. Nunca fui informada del diagnóstico preciso ni del número de pruebas que le habían hecho. Con mi experiencia, tengo conocimiento de las diferentes áreas del cerebro y de las funciones que ellas controlan. Desde luego, sospeché que padecía un estado inicial de Alzheimer, aunque podía haber tenido otro tipo de demencia, o haber sido por otras causas físicas.

Aunque no tomé parte en la decisión inicial de trasladarla de tu casa o en la selección del lugar para ella, estoy totalmente de acuerdo en que no era bueno que permaneciera sola todo el día mientras tú trabajabas. Tampoco creo que hoy deba estar sola todo el día.

Mi punto es que cuando ella está fuera de su entorno mejora y es capaz de participar y disfrutar. Quisiera que ella saliera más de la residencia, y nos visitara.

Una última reflexión: ¿Dadas las condiciones de vida de mamá, y considerando nuestras edades, cómo nos irá a nosotros?

CAPÍTULO CUATRO: ENCERRADA

Diagnóstico del Alzheimer, causas, mitos y etapas

El sábado, 16 de agosto de 2008, regresé al oeste de Pensilvania a la reunión de ex-alumnas de secundaria de mi colegio. Tenía muchos deseos de visitar a una prima muy querida, pues además de ser mi prima, y mi compañera de clase, Virginia y su esposo habían comprado la casa de mis padres cuando se trasladaron a California en 1977. En realidad, deseaba verla, tanto como estar de nuevo en nuestra antigua casa.

Mis padres construyeron la casa casi en su totalidad con subcontratistas, pero hicieron cuanto pudieron por su propia cuenta. Antes de que nos trasladáramos, recuerdo a mi madre de ocho meses de embarazo echándole barniz a las puertas de los cuartos y de los clósets. Ella dio a luz un poco después a mi hermana Kate (en ese tiempo no se conocía mucho acerca de las toxinas prenatales, afortunadamente, Kate no se vio afectada). La casa era estilo rancho de los años 1950, de un piso y de ladrillo, ubicada en el centro de un gran lote, en un área desarrollada recientemente, sobre la única colina de nuestro pequeño pueblo en el oeste de Pensilvania. Detrás de nuestra propiedad había un bosque y un espacio para un jardín grande que yo ayudé a deshierbar, entre otros quehaceres. Cuando nos mudamos yo aún no tenía diez años, ocho años más tarde salí para la universidad y nunca volví a vivir allí. Sin embargo, tengo muchos recuerdos de los años que pasé en esa casa.

Volver a verla fue como visitar un lugar que había visto en un sueño, semejante en su forma, pero diferente en sus detalles. Pensé que sería genial llamar a mi mamá y hacerle saber que estaba en su antigua cocina. Quizá esta imagen podría provocarle algún recuerdo de su pasado donde ella pasó muchos años y donde sus hijos habían crecido. Tal vez la haría feliz imaginarme allí.

Pero nadie en la residencia para adultos mayores sabía dónde estaba mamá.

"Intente llamar al salón de belleza", me sugirió la recepcionista que me contestó el teléfono. Tuve mis dudas porque, a pesar de que el salón estaba a unos pocos pasos del cuarto de mamá, ella raras veces había encontrado el sitio por sí misma. Esta vez no fue la excepción. Ella no estaba allí.

Llamé a mi hermano y como no lo encontré, me alarmé pensando que algo terrible le había sucedido a mamá, posiblemente había sufrido un derrame cerebral o un ataque cardiaco.

Después de las que parecían horas interminables de llamadas y de angustiosa preocupación, finalmente conseguí a Michael, quien me explicó lo que había pasado. La cuidadora permanente de mamá había tenido tres días libres. Cuando el reemplazo llegó a su puerta, sin llaves, mamá no reconoció su voz y no la dejó entrar. Infortunadamente, a pesar de que las temperaturas en Nevada durante agosto pueden alcanzar un máximo de 44° C en el exterior, por alguna razón el aire acondicionado de mamá se había apagado. Así ella lo hubiese hecho, o alguien más hubiera olvidado prenderlo, nadie lo sabía ni lo diría. Lo que si me enteré fue que como el cuarto de mamá comenzó a tener un calor sofocante cada hora (¿o día?) que pasaba, mamá había tenido la suficiente capacidad mental para acostarse en ropa interior en los baldosines del baño para enfriarse. Ninguno de los empleados se dio cuenta de su ausencia por un periodo de tiempo indeterminado, ni la buscó, a pesar de que no había tomado sus comidas.

Cuando Michael la encontró a las 3:30 de la tarde el viernes, el día anterior a mis llamadas, ella estaba deshidratada y delirando. Llamó a los paramédicos quienes la llevaron de urgencia a un hospital, en donde un internista y un cardiólogo estabilizaron su condición; su presión arterial se había disparado a una presión sistólica de 210. Un electroencefalograma mostraba que no había sufrido una convulsión. Cuatro días después, todavía se encontraba débil pero consideraron que estaba lo suficientemente bien para transferirla a un hospital de rehabilitación.

Los empleados en este hospital no se tomaron el tiempo para aplicarle algunas pruebas de memoria a mi madre y rápidamente determinaron que definitivamente tenía la enfermedad de Alzheimer. Se la trasladaría a un pequeño edificio de un piso, a la unidad cerrada de la clínica de la memoria, ubicada al lado del edificio principal de dos pisos donde ella había estado viviendo los últimos 27 meses.

Michael nos escribió, a mis hermanas y a mí, el 26 de agosto de 2008:

> A mamá la van a dar de alta el próximo sábado. Infortunadamente va a tener que irse del apartamento a la unidad vigilada en la parte de atrás, que permanece cerrada, con atención las veinticuatro horas. Ella está muy confundida y deambula por el hospital de rehabilitación, no está segura sola, ni aun con una cuidadora. En su nuevo cuarto se podrán acomodar la mayor parte de sus actuales muebles, pero algunas de sus cosas tendremos que empacarlas y sacarlas. Estará en un cuarto de dos camas con una compañera porque una habitación individual es extremadamente costosa. También mantendremos una cuidadora por cuenta de su póliza de salud domiciliaria

y no de nuestros bolsillos; esto le permite contar con mayor cuidado y atención. Cambiaremos la agencia a una que está en proceso de evaluación.

Yo respondí:

Por "unidad vigilada en la parte de atrás" ¿te refieres al edificio de la clínica de la memoria? Cuando hablamos la semana pasada, estabas en desacuerdo con que mamá fuera allá. ¿Qué pasó?

Me preocupa que esté "deambulando sola". Esto nunca antes se había presentado. Ella escasamente salía de su cuarto, del comedor y del vestíbulo. Se mostraba reacia a tomar el ascensor o a ir por las escaleras, aun si alguien la acompañaba. ¿Cuándo cambiaron las cosas y quien informó sobre este cambio? ¿Están tratando de protegerse de su falla en el cuidado de mamá?

Agradezco que nos informes de esta posible mudanza, pero con todo respeto, me gustaría discutir más y contar con mayor información. Seguramente tendrás buenas razones, pero necesito conocerlas más. En resumen, el solo hecho de trasladarla no es bueno. Pensar que ella tenga que pasar el resto de su vida con una compañera de cuarto es intolerable. Una vez más, no quiero parecer desafiante pero sí tengo cuestionamientos y requiero más información. Pensemos todo esto juntos.

Michael respondió el 27 de agosto:

Esta decisión fue tomada por el hospital de rehabilitación y sus médicos. En realidad, mamá cayó de su cama anoche, pero afortunadamente no se lastimó. Aquí está el número del teléfono de la administradora del caso. Ellos tomaron la decisión, no yo, ni el administrador donde ella estaba viviendo. Determinaron que no está segura y no permitieron que volviera a su apartamento. Intenté mantenerla allí, con más horas de cuidado, pero ellos se negaron. Ella tiene una "pulsera identificativa" así que ella no saldrá del edificio. No utiliza el caminador y todavía está inestable, pero fuerte y recuerda muy poco. El precio por un cuarto semiprivado en la clínica de la memoria puede llegar a USD 600 el mes. Un cuarto privado allá cuesta más de USD 8,000 mensuales. Todos los cuartos en esta unidad se mantienen con las puertas abiertas durante todo el tiempo.

Agradecí a mi hermano la información adicional y llamé a la administradora del caso, como él lo sugirió. Le solicité que en vez de aplicarle pruebas cognitivas en estas condiciones, en las que ella se encontraba claramente estresada, la regresaran a su aparta-estudio y le dieran algún tiempo para que se calmara y quizá recuperara sus habilidades mentales, antes de realizarle nuevamente las pruebas. Le remarqué que estaban dando una recomendación basados en el comportamiento de mi madre en un lugar que le era completamente extraño y donde ella necesariamente se sentía estresada y confundida. Todo allá era diferente, la gente, los sonidos, los olores, las comidas, aun el hecho de tener que utilizar bata de hospital. Sugerí que era natural que mi madre estuviera deambulando adentro y afuera de las alcobas; ella estaba desorientada y trataba de encontrar su habitación y sus pertenencias. Además, ella no solía dormir en una cama sencilla, lo cual podría explicar el porqué se había caído de la cama la noche anterior. Dí todos los argumentos que se me ocurrieron.

Más tarde conocí en el sitio de internet del Centro Fisher de la Fundación para la investigación del Alzheimer, que la deshidratación puede conducir a un diagnóstico falso del Alzheimer, una conclusión que repitieron en el seminario de la UCSF al que asistí en marzo de 2014. El conferencista de esta universidad también agregó que las personas con las que no está familiarizado, los ruidos, la falta de sueño, un lugar extraño y algunos medicamentos pueden conducir al delirio y a la depresión, y que cualquier hospitalización es estresante, más aún en personas con demencia [12]. Sin embargo, en este momento, simplemente sentí que la recomendación de los médicos del hospital de rehabilitación de trasladar a mamá ahora avanzaba aceleradamente a una posición irreversible que posiblemente era más extrema de lo que ella necesitaba en su estado.

También solicité que el estatus que ella tenía donde estaba viviendo, se cambiara de “independiente” a “requiere asistencia”. Si este hubiera sido el caso, ella nunca se habría perdido porque hubiera tenido a alguien en las instalaciones para controlarla y ayudarla con sus cuidados básicos, como tomar la ducha y vestirse. “Requiere asistencia” hubiera costado más (a pesar de que mi padre había dejado a mi madre con una buena cantidad de dinero y ninguno de nosotros hubiera tenido que cubrir sus costos), pero habría sido más seguro que depender de la visita de una cuidadora que era proporcionada por la póliza de asistencia médica domiciliaria.

Le escribí a Michael:

> Sería muy bueno que tuviéramos que tomar la decisión de trasladarla a una clínica de la memoria, al final. Estoy convencida de que ella merece que tratemos de dar otro paso antes de hacer algo que realmente la ponga al borde de la cordura. La administradora del caso me dijo que ya habías encontrado una nueva agencia de asistencia médica domiciliaria que le dará a mamá tres horas de cuidado diario, lo cual es bueno; la última ni siquiera le daba una hora. Ella también dijo que la decisión de donde viviría mi mamá es nuestra, su familia, si estamos dispuestos a asumir la responsabilidad de su seguridad. En lo que a mí respecta, estoy completamente dispuesta. De hecho, también estoy preparada para trasladarla a una residencia para

adultos mayores, cerca de mi casa, donde pueda tener un cuarto privado de aproximadamente USD $5,000 dólares por mes. Por favor, llámame cuando tengas tiempo para hablar sobre mi idea. También, iré a verla de mañana en 8 días, por favor, no traslades a mamá hasta que analicemos todas las opciones.

Michael respondió que él trató de regresar a mi mamá a su aparta-estudio pero la administradora del caso le informó que esta no era una opción. Como puntualizó, era mucho más fácil para él dejar a mamá en su propio apartamento, con más cuidado, porque así no tendría que trasladar todos sus muebles y pertenencias. Añadió que si hubiera podido lograr un acuerdo para que ella regresara, hubiera sido maravilloso, que él trató pero le negaron esta posibilidad. Según sus palabras: "En esta situación soy su hijo, no su médico, y no estoy tomando la decisión, solamente tratando de hacer lo mejor para mamá".

Yo respondí:

Michael, estoy segura de que estás tratando de hacer lo mejor para mamá, no solo como hijo, sino también porque eres médico y eres capaz de evaluar su condición actual.

También trato de ser la defensora de mamá, pero obviamente, no cuento con las impresiones más recientes.

De lo que me estás contando, deduzco que ella ha empeorado en las últimas dos a tres semanas. Si esta es la causa o el resultado de su mala experiencia con el aire acondicionado apagado, nunca lo sabremos.

Estaba esperando respuesta de la enfermera de la residencia para saber si mi madre podría retornar a su aparta-estudio, pero nunca respondió mi llamada. Nunca tuve una palabra de excusa o una explicación de parte de la administración sobre su falla en controlar que mamá faltara a sus comidas, simplemente chequear el registro de huéspedes hubiera demostrado que ella no había salido. Sospecho que la decisión de no permitirle regresar tenía mucho que ver con su rechazo a aceptar futuras responsabilidades, así como se hizo con el diagnóstico de su condición.

Michael me escribió:

> También quiero que mamá permanezca en su apartamento pero recibí un "no" rotundo de la administradora del caso.
>
> Estoy muy preocupado porque mamá moja sus pantalones y ni siquiera sabe cómo cambiarlos. Lo hizo el fin de semana pasado y ellos me mostraron fotos de su piel escaldada debido a las quemaduras causadas por la orina. Además de esto, se cayó de su cama y sobretodo tiene un precario equilibrio general. Cuando ingresó al hospital tenía moretones en sus rodillas y tobillos en varios grados de cicatrización. Esto parece que ha estado pasando durante un tiempo y mamá lo ha estado ocultando.

Esta alarmante descripción, comparada con la de mi mamá en la visita que nos hizo durante dos semanas, incluyendo la celebración del Día de la madre, que fue hace tres meses, estaba más allá de mi capacidad de imaginar. En ese momento, ella tenía completo control urinario, y no tenía moretones de caídas, ni heridas de quemazones u otras causas. ¿Qué clase de supervisión y cuidado había estado recibiendo? ¿Podría ella haber cambiado tan rápidamente? Patricia por fin rompió sus años de silencio y me envió un largo correo electrónico instándome a "por favor, para de discutir esta cuestión". Sin embargo, a pesar de todas las cartas y comentarios, yo aún no tenía claro quien estaba realmente a cargo de la decisión.

Así como estaban las cosas, yo no estaba preparada para aceptar un diagnóstico de la enfermedad del Alzheimer con base en cualquier prueba aplicada por el hospital de rehabilitación. ¿Habían realizado los imprescindibles análisis de conteo completo de células de la sangre y análisis de sangre para los niveles de vitamina B12, glucosa y electrolitos, recomendadas por la Academia Americana de Neurología? ¿Habían realizado los exámenes de tiroides y del hígado? ¿Habían hecho la evaluación de depresión? Dudo mucho que ellos hubiesen verificado sus biomarcadores, a pesar de que nuevos estudios se enfocan en establecer los criterios y lineamientos de los biomarcadores que muestran cambios en el cerebro, fluido cerebroespinal y sangre, asociados con el Alzheimer, antes de que los síntomas realmente aparezcan. Mis notas señalan que ellos llevaron a cabo una resonancia magnética (MRI, siglas en inglés) que demostró "atrofia severa", probablemente se refería a la atrofia del lóbulo bilateral temporal de la cual me había hablado solo recientemente Michael, daño que la habría afectado de varias formas. El lóbulo temporal, que contiene el hipocampo, es una de las primeras áreas del cerebro afectada por el Alzheimer. Entre otras pérdidas que mi madre podría haber sufrido estaban la habilidad para recordar hechos recientes, reconocer caras y entender lo que ella escuchaba.

Aún así, yo desconfiaba del diagnóstico por buenas razones. Como dice el Dr. Sam Gandy, Director del Centro del Monte de Sinaí para la salud cognitiva en Nueva York, <"Una de las preocupaciones acerca del aumento de la visibilidad y prevalencia del Alzheimer es que algunos médicos se verán tentados a dar rápidamente un diagnóstico de esta enfermedad, sin primero "descartar las causas reversibles">. El agrega, "Debemos siempre buscar excluir las causas tratables y reversibles de la demencia, tales como, depresión, deficiencias nutricionales, desórdenes endocrinos y metabólicos antes de precipitarnos a dar un diagnóstico de Alzheimer" [13].

***

¿Por qué me resistía a considerar que mi madre fuese diagnosticada con Alzheimer? Me resistía porque el Alzheimer no es tratable, ni reversible, pero la demencia si lo puede ser.

La demencia se define como una pérdida importante de la habilidad mental que persiste a través del tiempo de dos o más maneras: pérdida de la memoria, del lenguaje, del razonamiento y juicio, de la percepción visual y de la habilidad para concentrarse y poner atención. La demencia causa problemas, es verdad, pero existe esperanza de superar algunas de sus modalidades.

De acuerdo con el Dr. Peter Rabins, la demencia se puede tratar y revertir en cerca de 1% de los casos [14]. Sólo descartando las siguientes causas *reversibles* o tratables de demencia se considera el diagnóstico de Alzheimer con un 90% de precisión. Estas incluyen:

- hipotiroidismo,
- depresión,
- un tumor del cerebro operable,
- deficiencias de vitamina B12,
- abuso de drogas y alcohol,
- trastornos del sueño y
- reacciones tóxicas a cualquier medicamento recetado, o de venta libre, especialmente las píldoras para dormir.

Por otro lado, muchas demencias son *irreversibles* y proceden de una variedad de otras causas, como:

- Enfermedad de Alzheimer, (explica cerca del 70% de los casos),
- demencia vascular (explica cerca del 17% de los casos),
- demencia frontotemporal,
- demencia con cuerpos de Lewy,
- Síndrome de Down,
- SIDA,
- La enfermedad de Huntington,
- La enfermedad de Parkinson,

- La enfermedad de Pick,
- Enfermedad de Creutzfeldt-Jakob,
- trastornos del cerebro causados por trauma, enfermedad e infección.

A pesar del predominio del Alzheimer en este grupo, diagnosticar la enfermedad ha sido complicado desde que el doctor alemán, Alois Alzheimer reportó por primera vez, en 1906, anomalías en el cerebro de su paciente de 51 años, la señora Augusta D. En realidad, ella no fue la primera persona que mostró pérdida de memoria incapacitante; muchas personas famosas a través de la historia, que vivieron muchos años, posiblemente sufrieron lo que se conoció como "demencia senil", debido a su asociación con la vejez. Pero la señora Augusta D. fue un caso especial que atrajo una amplia atención, no sólo por su relativa juventud, sino porque en el informe de su autopsia el Dr. Alzheimer describió un daño que él nunca antes había visto: reducción de la corteza cerebral que está asociada con memoria, pensamiento, juicio y habla. Él también describió "masas", que ahora se conocen como placas amiloides y nudos u "ovillos neurofibrilares", llamados "tau", en todo su cerebro. La publicación que describió sus hallazgos dio su nombre a esta enfermedad.

Sin embargo, el término bastante peyorativo "senil" se usó hasta 1940 y continuó la falsa idea de que el deterioro cognitivo era parte del envejecimiento normal causado por la arterioesclerosis cerebral. Luego, en 1950, los avances técnicos como el del microscopio de electrones permitieron a los investigadores estudiar la estructura del cerebro y mirar las placas y los nudos directamente relacionados con el descubrimiento que el Dr. Alzheimer había hecho medio siglo antes. El término "senil" se abandonó cuando se reconoció que personas más jóvenes de 30 a 50 años, como la señora Augusta D. podrían tener también "la enfermedad del Alzheimer", como se conoce ahora y que a menudo se abrevia y se usa indistintamente como AD. La enfermedad de Alzheimer era reconocida como una enfermedad diferente, y los criterios de su diagnóstico se describieron inicialmente en el *Manual Diagnóstico y Estadístico de los Trastornos Mentales* en los años1980.

Luego en el 2002, un equipo de investigación de la UCLA descubrió una nueva forma de utilizar la tomografía por emisión de positrones (PET, siglas en inglés), que mostró en pacientes vivos la misma clase de placas diminutas y nudos que el Dr. Alzheimer había visto bajo un microscopio, después de que su paciente falleció. Las placas que lucen como huevos fritos, están compuestas por una proteína llamada beta amiloide que bloquea la comunicación célula a célula, entre neuronas en la sinapsis y también puede activar las células del sistema inmune, desencadenando la inflamación. Los ovillos también están compuestos de una proteína llamada tau. La tau se asemeja a dos hebras paralelas como durmientes de ferrocarril que sostienen el sistema vital de transporte de nutrientes dentro de las neuronas. Cuando los taus colapsan en ovillos o hilos neurofibrilares retorcidos, se produce la muerte de las células nerviosas. Los investigadores hoy son la gran mayoría "baptistas", que investigan las placas beta amiloides, o "taoistas" quienes consideran al tau como la causa principal del Alzheimer y los dos grupos compiten por los escasos dólares que hay para la investigación.

Con base en la resonancia magnética (MRI, siglas en inglés) de los cambios de la memoria en las principales áreas del cerebro, los científicos del Centro médico de la Universidad de Columbia dicen que el Alzheimer inicia en el lóbulo temporal en la corteza lateral entorrinal (CE), la puerta al hipocampo, donde se produce el aprendizaje nuevo y se forman los recuerdos de los eventos recientes. Con el tiempo, la enfermedad progresa hacia otras áreas de la corteza cerebral, especialmente a la corteza parietal que involucra la orientación espacial y la ubicación. Las funciones sensoriales de la visión y del olfato se deterioran y la personalidad puede cambiar. Las neuronas se destruyen estructuralmente con placas beta amiloides y ovillos tau y las neuronas colinérgicas producen en menor cantidad el neurotransmisor acetilcolina tan importante para el aprendizaje y la memoria. El cerebro comienza a plagarse de huecos, en tanto las cuatro cavidades ventriculares llenas de fluido cerebroespinal se expanden y la corteza disminuye su tamaño. Esto es *lo que* pasa, pero no explica *porque* pasa. Existen muchas teorías, pero ninguna hasta ahora, es concluyente ni indiscutible.

Una dificultad del diagnóstico es que la presencia de placas beta amiloides y de ovillos neuro fibrilares, tau, en un tomografía computarizada (PET), no necesariamente predicen la enfermedad de Alzheimer. Aun si ambos están presentes, una persona puede no tener deterioro cognitivo; una entre cinco personas recibe un diagnóstico positivo equivocado. Al inicio de un estudio se encontró que de 21 personas con deterioro cognitivo leve, cuyo PET mostró placas y ovillos propagados a través de varias regiones del cerebro, solamente seis personas (29%) fueron diagnosticadas con Alzheimer, durante un seguimiento que se hizo por dos años [15].

Por lo tanto, todavía se desconoce si las placas u ovillos son la causa o el efecto de la enfermedad de Alzheimer. Algunos investigadores en la actualidad están mirando más allá del daño estructural que éstos causan en el cerebro, enfocándose en la interacción funcional y la comunicación entre regiones del cerebro, como la corteza prefrontal y el hipocampo, que se afectan por el deterioro de los neurotransmisores. Otros investigadores están discutiendo diferentes teorías: ¿Es el Alzheimer una enfermedad priónica (proteína infecciosa)? ¿o, es causado por un virus? ¿Las placas son realmente el resultado de proteínas diminutas llamadas oligómeros que son tóxicas para las células del cerebro? ¿La inflamación crónica destruye las neuronas? ¿o, éstas son destruidas por radicales libres que causan estrés oxidativo? ¿Contribuyen a la demencia los diminutos derrames cerebrales, llamados microinfartos, comunes en adultos mayores?

Sin un conocimiento completo de cómo y por qué la enfermedad de Alzheimer comienza, varias teorías antiguas progresaron. Ahora todas éstas han sido relegadas a la categoría de mitos, de acuerdo con la Asociación de Alzheimer:

- **Mito**: La pérdida de la memoria es algo natural en la vejez.
- **Realidad**: El Alzheimer es una enfermedad que ocasiona que las células del cerebro fallen y mueran.
- **Mito**: La enfermedad del Alzheimer no es fatal.
- **Realidad**: Nadie sobrevive al Alzheimer.
- **Mito**: Solamente la gente mayor tiene Alzheimer.
- **Realidad**: El Alzheimer puede atacar a personas tan jóvenes como de 30 años de edad.
- **Mito**: El aluminio, el Aspartame, las vacunas contra la gripa, las calzas dentales de plata pueden aumentar el riesgo de adquirir el Alzheimer.
- **Realidad**: No se ha confirmado que alguno de los anteriores cause la enfermedad.
- **Mito**: Hay tratamientos para detener el avance del Alzheimer.
- **Realidad**: No en la actualidad.

***

En las circunstancias actuales, ya que no es posible hacer un diagnóstico definitivo de la enfermedad hasta realizar la autopsia, yo no estaba todavía completamente segura de que mi madre tuviera Alzheimer en ese momento, ante todo después de que había pasado recientemente dos semanas con ella y había observado muy de cerca su comportamiento cada día. Pero dado el hecho de que la mayoría de causas de la demencia reversible habían sido descartadas en el caso de mi madre, al fin tenía que reconocer que ella probablemente tendría la enfermedad de Alzheimer, pues ésta es la más común de las demencias irreversibles y ella tenía algunos factores de riesgo [16].

- El primero, naturalmente, era su **edad**, 88 años. La enfermedad de Alzheimer todavía se correlaciona con la vejez, de nuevo, la edad no causa el Alzheimer, pero el riesgo de tenerlo aumenta con la edad. De acuerdo con la Asociación de Alzheimer, desde los 65 años de edad, el riesgo de desarrollar el Alzheimer se duplica cada 5 años. En esa edad, la probabilidad de desarrollar la demencia en los años que restan de vida es de uno en veinte. El 32% de personas con 85 años de edad tiene Alzheimer; después de esta edad, el riesgo de desarrollarlo alcanza cerca del 50%.
- Ser **mujer** también la ubicaba en un riesgo más alto porque hay más mujeres en los grupos de edad más avanzada y porque las mujeres viven más tiempo con demencia que los hombres; casi las 2/3 partes de pacientes de Alzheimer son mujeres. Después de la edad de 65 años, aproximadamente 3.2 millones de mujeres tienen la enfermedad, comparados con 1.8 millones de hombres. En términos de porcentajes, después de los 71 años, el 16% de las mujeres y el 11% de los hombres tienen Alzheimer. Algunos investigadores siguen buscando el efecto de una hormona con la disminución del estrógeno después de la menopausia, pero ninguno ha sido corroborado hasta ahora.
- En términos de **educación y socialización**, mamá había estudiado sólo hasta octavo grado y no se había retado intelectualmente. Ella socializó sobretodo con su propia familia. Las mujeres con más alta educación tienen un 45% menos de posibilidad de desarrollar demencia comparadas con mujeres de menor educación.

Desde un punto de vista positivo, sin embargo, los riesgos de mamá eran más bajos porque ella:

- Si alguna vez fumó, lo hizo excepcionalmente,
- Bebió poco alcohol,
- Mantuvo un peso saludable y una dieta adecuada,
- Se casó y
- Tuvo buenos niveles de ejercicio y sueño

Ella tampoco tuvo otros dos factores de riesgo:

- Derrame cerebral ni lesión en la cabeza,
- Diabetes

Sin embargo, evidentemente mi mamá ya tenía cierto nivel de demencia (conocida ahora como "desorden neurocognitivo"). Mi hermano, médico, vio la condición de mi madre en términos de síntomas y de una enfermedad que necesitaba medicación. Yo la vi en términos psicológicos como una persona afectada por la pérdida de recuerdos y con deficiencias cognitivas, pero todavía con habilidades y emociones a pesar de aquellas pérdidas.

***

¿En qué momento los problemas de la memoria se convierten en demencia?

Hay un continuo entre la memoria y los problemas cognitivos que se extiende desde las dos primeras etapas de cambios normales, preclínicos, conocidos como el Deterioro de la memoria asociado con la edad (AAMI, siglas en inglés) y el Deterioro cognitivo asociado con la edad (DC), al Deterioro cognitivo leve (DCL) y después a las etapas de la demencia. Muchos parámetros de diagnóstico utilizan la escala de valoración desarrollada en 1982 por el Dr. Barry Reisberg, Director clínico del Centro de Investigación de Envejecimiento y Demencia de la Universidad de Nueva York, para ayudar a determinar el avance del desorden neurocognitivo [17]. Las etapas de la escala de valoración de Reisberg están numeradas de acuerdo con el aumento de la severidad y éstas pueden traslaparse. De igual manera, no toda persona que esté en una de las primeras etapas desarrollará posteriormente los síntomas de este continuo. El sitio de internet Alz.org ofrece una amplia descripción de estas etapas:

- **Etapa uno**: no se presenta deterioro
  Función normal: la persona no padece ningún problema de memoria. En una entrevista clínica con un profesional no demuestra ninguna evidencia de los síntomas.
- **Etapa dos**: deterioro cognitivo muy leve (afecta a la mitad de la población que está por encima de los 65 años). Puede ser un cambio normal relacionado con la edad o un Alzheimer muy temprano. La etapa dos es una etapa crítica en la que una intervención temprana puede ser muy efectiva.
- **Etapa tres**: deterioro cognitivo leve (DCL), presenta memoria más deficiente que la normal para la edad, suficientemente grave como para ser notorio para el paciente y los demás, pero no lo suficiente como para interferir en las actividades de la vida diaria, ni para desempeñarse de manera independiente.
  El DCL se considera como una etapa de transición entre el envejecimiento normal y la demencia leve, afecta del 10 al 20% de las personas mayores de 65 años. Aunque el DCL no siempre conduce a la demencia, hasta el 15% de quienes la padecen avanzarán hacia la demencia cada año, respecto del 1 ó 2 % de la población general [18]. Una de cada dos personas con DCL desarrollará Alzheimer en 3 a 4 años, pero el 50% no lo hará.
- **Etapa cuatro**: deterioro cognitivo moderado (etapa temprana del Alzheimer).

Presenta alguna dificultad con las actividades de la vida diaria, como bañarse.
Puede presentar ansiedad, depresión y nerviosismo.
Problema con actividades sencillas.

- **Etapa cinco**: deterioro cognitivo moderadamente severo
  Requiere ayuda para las actividades de la vida diaria, como vestirse.
  Primer estado de demencia es obvio.
  Problemas para recordar datos de la autobiografía (dirección, número telefónico) y los principales eventos de la vida
  Es posible que no reconozca algunos miembros de la familia
  Problemas con el sueño y deambular
- **Etapa seis**: Deterioro cognitivo severo (demencia media o Alzheimer moderado)
  No puede desempeñar las actividades básicas de la vida diaria, como alimentarse
  Pérdida de peso
  Los cambios en la personalidad son notorios
  Pérdida del control de esfínteres
- **Etapa siete**: deterioro cognitivo muy severo
  Deficiencia motora y comunicativa; no es capaz de hablar ni de caminar
  Totalmente indefenso y dependiente de los demás
  Puede constituir el 40% del tiempo de vida con Alzheimer

Aunque la escala anterior proporciona una guía, la enfermedad de Alzheimer no presenta los mismos síntomas, comportamientos ni progreso en cada persona, tampoco las etapas están claramente delineadas, excepto las etapas finales. En contraste con la situación de mamá, la condición de uno de nuestros amigos, un abogado brillante y jefe de una gran y exitosa firma de abogados, pasó rápidamente de algunos síntomas de pérdida de memoria y confusión, a requerir un cuidador permanente las 24 horas en su casa, luego a vivir en una residencia para adultos mayores de tiempo completo y finalmente, a no reconocer siquiera a su esposa, todo esto en unos pocos años. Falleció a mediados de sus 70 años.

Mi madre en el momento de su hospitalización, después del incidente del aire acondicionado, no mostraba síntomas comportamentales como irritabilidad, ansiedad o depresión, que algunas veces se observan en las primeras etapas del Alzheimer. Sus síntomas eran una combinación de deterioro cognitivo leve (DCL), etapa 3, superpuesta con síntomas de las etapas 4 y 5. La memoria fue su principal problema, pero podía vestirse y reconocer a los miembros de la familia. Ella todavía tenía las habilidades básicas que quise ayudarle a mantener hasta donde fuera posible. La enfermedad de Alzheimer era mucho peor que la condición que presentaba en ese momento. Las pérdidas de la memoria debido a la edad, llamadas "momentos de lagunas" eran gatitos traviesos comparados con el tigre voraz del Alzheimer que devora lentamente el cerebro y la esencia misma del ser. La etapa por la que pasaba mamá se asimilaba más a la de un gato mascota.

El Alzheimer ha sido considerado por muchos como un destino peor que la muerte. Destruye lentamente no sólo los recuerdos sino la propia identidad y el sentido mismo del ser. El propio proceso de pensar, juzgar y resolver problemas desaparece, en tanto las células del cerebro dejan de funcionar, pierden sus conexiones y mueren. Con el tiempo, el cerebro, particularmente el hipocampo y la corteza prefrontal, se secan y se reducen.

Aunque el índice de progreso varía de persona a persona, el camino es implacable. El Alzheimer lleva penosamente de la pérdida de la memoria y la inhabilidad de comunicarse con otros, a la pérdida de las habilidades básicas de la propia supervivencia como alimentarse y la continencia, a posibles delirios o alucinaciones e incluso cambios de personalidad. Gradualmente la persona se va postrando en la cama se vuelve indefenso, indolente ante el entorno, e incapaz de reconocer a su familia y a sus seres queridos. Finalmente, se torna susceptible a contraer otras enfermedades, la más común es la neumonía, en tanto se deteriora el sistema motor que maneja la respiración y la deglución llevándolo a la muerte. Como afirma Harry Johns, Presidente y director ejecutivo de la Asociación de Alzheimer, "Desafortunadamente hoy no tenemos sobrevivientes del Alzheimer. Si usted tiene esta enfermedad, usted muere *por* ella, o muere *con* ella".

***

¿Habría alguna razón por la cual yo me resistiera al diagnóstico y prefiriera que mi madre fuese clasificada con DCL que no necesariamente conduce al Alzheimer? Yo pensaba que internarla en una clínica de la memoria, entre un grupo de pacientes con Alzheimer, sería llevarla muy pronto a ese mismo destino. No obstante, mis protestas fueron en vano. La decisión había sido tomada. Mi mamá, por segunda vez en veintisiete meses, había sido trasladada a una nueva residencia que con seguridad la conduciría a una mayor desorientación, confusión y posible depresión.

Faltaban cuatro días para el 1º de septiembre, y Michael y Patricia querían que mamá se trasladará a la clínica de la memoria, antes de que el mes comenzara. Su cama *queen size*, una mesa de noche, una silla, un pequeño escaparate y un televisor con su soporte se apiñaron en su nuevo alojamiento; un cuarto de hospital con dos camas (separadas por una cortina y después por una pared parcial) y un baño compartido. Ella y su compañera de cuarto también compartían el clóset con puertas corredizas. Éste tenía espacio para colgar la ropa al final de cada lado y en la mitad, dos estanterías, cada una, para colocar la ropa doblada. Los zapatos iban abajo y los artículos grandes, como las sábanas, se podían guardar en la parte de arriba. Lo restante del armario de mamá se redujo al mínimo, ni siquiera un abrigo quedó en su clóset. Obviamente nadie estaba planeando sacarla por un tiempo. (Yo le llevé un abrigo).

Con respecto a su compañera de cuarto, Patricia y yo, ambas nos equivocamos. Lejos de relacionarse y convertirse en amigas, como mi hermana había pensado, las dos mujeres nunca se hablaron la una a la otra. A mi madre tampoco parecía importarle compartir el cuarto con alguien, como yo lo había pronosticado. Esto podría haber sido porque las compañeras de cuarto de mamá pasaban normalmente casi todo el tiempo en sus camas, durmiendo.

A pesar del espacio limitado, la pérdida de su privacidad y de casi todas las cosas más que mamá tuvo alguna vez, procuré tener una actitud positiva de lo que encontré en la clínica de la memoria. El personal (todos, excepto dos, eran mujeres) era atento y amable. Dado que el número de residentes variaba, era difícil determinar la relación entre personal y residentes, pero generalmente parecía que había al menos 30 residentes en un momento dado; el número máximo era 40. Casi todas eran mujeres ancianas, sólo unos pocos eran hombres mayores. Probablemente la mayoría de ellos tenían inicio tardío de Alzheimer, algunas veces conocido con la sigla LOAD (en inglés).

Las dos mujeres más jóvenes en la unidad sufrían la modalidad poco frecuente de inicio temprano de la enfermedad de Alzheimer que ataca antes de los 60 años. Una de ellas, una mujer atractiva, con pelo largo oscuro, quizá en sus ya entrados 40 años, pasaba largas y solitarias horas en lo que parecía una sala de estar vacía, mirando fijamente a las sombras que se movían en el televisor. Esta forma cruel de Alzheimer constituye el 5% de los pacientes de esta enfermedad, es decir, actualmente cerca de 200.000 individuos; para el 2050 más de 16 millones de personas se verán afectadas por el inicio temprano del Alzheimer. La causa exacta de por qué afecta a gente tan joven todavía no se conoce, pero se piensa que es genética.

El edificio cuadrado permanecía muy limpio, estaba bien amoblado y lucía atractivo. Tenía un agradable patio interior abierto, de forma cuadrada en la mitad del edificio vigilado, así que los residentes podían salir (aunque nunca vi a ninguno aprovecharse de esto), y todo lo demás estaba dispuesto alrededor del patio. Cerca de la entrada del edificio estaban la recepción, la oficina, un puesto para enfermeras y el comedor. A lo largo del lado más alejado del patio estaba el área de actividades con mesas y sillas, un acuario, una cocineta para preparar refrigerios y un área para ver televisión. Los murales pintados en la pared de esta área representaban paisajes pequeños del mundo exterior como un puesto de flores, una carretilla de frutas y una tienda de un taller de modistería de los años 1940; todos ellos recreaban un periodo anterior de sus vidas con el fin de que las personas se sintieran y actuaran de modo más juvenil en este entorno. Los cuartos de los pacientes estaban básicamente dispuestos a lo largo de los lados y en la parte de atrás del edificio.

No se sentían olores particulares. Aparte de la hora de comida, no había líquidos disponibles, ni siquiera agua, excepto el jugo que se ofrecía como refrigerio en la mitad de la tarde, y los residentes se mantenían con pañales, para eliminar accidentes y olores. No sé si mi madre era consciente de que de pronto tuvo que empezar a usar pañales, teniendo en cuenta que en la última carta de Michael, me dice que ella tenía que usarlos. De nuevo, esto fue un cambio repentino y brusco para ella. Mi hermano y su esposa mantenían el suministro de estos requerimientos personales de mamá.

La alimentación era nutritiva, variada y bastante buena, pero la atmósfera de la comida era bastante deprimente. Se disponían uno o dos grupos de pequeñas mesas para cuatro personas que se las ingeniaban para mantener una conversación ocasional, pero era la excepción. Un día conté que de los ocho residentes en la mesa de mamá, tres estaban durmiendo y cuatro de ellos requerían que los alimentaran con dieta blanda. Mi madre, en cambio, tomaba su comida con placer. Ella comenzó a tener el hábito de doblar su servilleta, algunas veces con un cubierto envuelto en su interior, para llevárselo al salir del comedor. Lo mismo hacía en restaurantes, y yo tenía que quitar con cuidado las cosas antes de que saliéramos del sitio, creo que ella se sentía perdida sin llevar una cartera, porque cuando yo la llevaba de paseo, a menudo preguntaba "¿dónde está mi cartera?".

Lo mejor de todo, había un maravilloso director de actividades llamado Marcos, quien dirigía ejercicios para realizar sentados todas las mañanas con el fin de estirar los músculos de los pacientes y ayudar a su coordinación. Él inventaba trabajos manuales y juegos e invitaba personalmente a los pacientes a unirse a estas actividades yendo a sus cuartos y llevándolos hasta el lugar. Marcos era un excelente músico y tocaba todos los días ritmos de los años 1930 y 1940 en un teclado que hacía parecer como una banda de verdad y motivaba a todos los pacientes a acompañarlo a cantar. (Hay una teoría que supone que las personas graban el género de música que era popular cuando estaban alrededor de los veinte años y que ésta permanece como su música favorita durante toda su vida). Aun, si otros dormitaban durante la actividad o se hundían babeando en sus sillas de ruedas, mi mamá era una participante entusiasta y activa en casi todas las actividades (excepto en bingo), especialmente en su actividad preferida, cantar. ¡Qué interesante que alguna parte del cerebro conectada con la música también pueda mantener viva en la memoria las letras de las canciones! Esto podría relacionarse con el hecho de que el oído es el último sentido que se pierde. De hecho, algunas residencias para adultos mayores conforman grupos de canto con sus pacientes de Alzheimer proporcionándoles así una actividad agradable. Lástima que esta clínica de la memoria no contara con un grupo de estos. Mamá recordaba las letras de todas las canciones viejas y ella hubiera disfrutado cantar en coro.

A pesar del nivel de cuidado, la apariencia de las instalaciones, los esfuerzos del director de actividades y de la cuidadora, las visitas de mi hermano y su esposa, mis propias visitas e intentos por estimular su involucramiento en el mundo exterior llevándola a paseos, mi madre aún continuaba con su deterioro cognitivo en la clínica de la memoria. Yo creía entender por qué.

Algunas cosas me molestaban, aun en una visita de un día. ¿Por qué se les negaba a los pacientes beber agua durante el día? Yo podía entender que no tuviesen vasos de vidrio, pero, ¿por qué no disponían de vasos de papel? (Me aseguré de llevar una botella de agua para compartir con mi mamá después de la primera vez que la visité y me fue imposible conseguir agua para beber). ¿Retener agua significaba reducir el cambio de pañales? ¿Por qué las actividades estaban sólo restringidas a las mañanas? Para los pacientes que ya no podían leer o entender los programas de televisión, ¿no sería el resto del día muy aburrido para ellos? Con nada que hacer durante el día, ¿cómo podía estar alguien mentalmente activo?

Rara vez uno de los residentes iniciaba una conversación con alguien más, aunque podían ser un tanto agresivos y discutidores si alguno tomaba de manera equivocada su turno cuando jugaban, por ejemplo, arrojándose una pelota de espuma unos a otros cuando estaban sentados alrededor de la mesa de actividades. A medida que sus inhibiciones sociales disminuían, ellos también asumían posiciones críticas y hacían comentarios inapropiados acerca de la apariencia y gestos de los demás; muchos se burlaron de una recién llegada que cargaba una muñeca y le hablaba como si fuera un bebé. De muchas formas, habían regresado a la época de niños de guardería, que todavía no han aprendido a interactuar de manera apropiada. Mi madre desafortunadamente se convirtió en uno de aquellos que señalaba en voz alta un comportamiento o una apariencia extraños, y no siempre era agradable con aquellas almas perdidas que deambulaban en su cuarto. En la medida que los años pasaron, ella misma deambulaba en otros cuartos pues no encontraba el suyo.

Con el tiempo, el personal se refería a mi madre como la "caminante" porque ella caminaba y caminaba los cuatro corredores. Nunca fue de las que se sentó a hacer nada, y caminar era ahora su única forma de permanecer fuerte y activa. O tal vez, solo era algo que hacer; tal vez extrañaba las caminatas que solía tomar cuando le era permitido ir afuera. Cuando el personal le pidió que utilizara un caminador para su equilibrio, ella se negó y lo escondió debajo de su cama y cuando debió usar silla de ruedas, se aseguró de salir de allí tan pronto como pudo. Cuando no podía dormir, el personal me comentó que permanecía levantada caminando. Más tarde, entendí que deambular o andar de un lado para otro y un cambio en los patrones del sueño eran dos síntomas del nivel de demencia moderado. Caminar sin rumbo fijo es una señal común de nerviosismo y cuando no se camina, se toman siestas durante el día porque el aburrimiento también causa insomnio en la noche.

Sin embargo, caminar era realmente muy bueno para mamá. El ejercicio ayudaba a su circulación y respiración, y llevaba más sangre y oxígeno a su cerebro, que mejoraba su funcionamiento. Caminar también reduce la ansiedad, el nerviosismo y la agitación. En todo caso, no importaba qué tan rápido o cuánto caminara mi madre, el Alzheimer estaba acechándola y ganando terreno. En los años en los que pasó en la clínica de la memoria, ella nunca, nunca, pudo escapar de él. Finalmente tuve que reconocer el inevitable diagnóstico de la enfermedad de Alzheimer en mi mamá. Ella tenía ahora cerca de 89 años de edad.

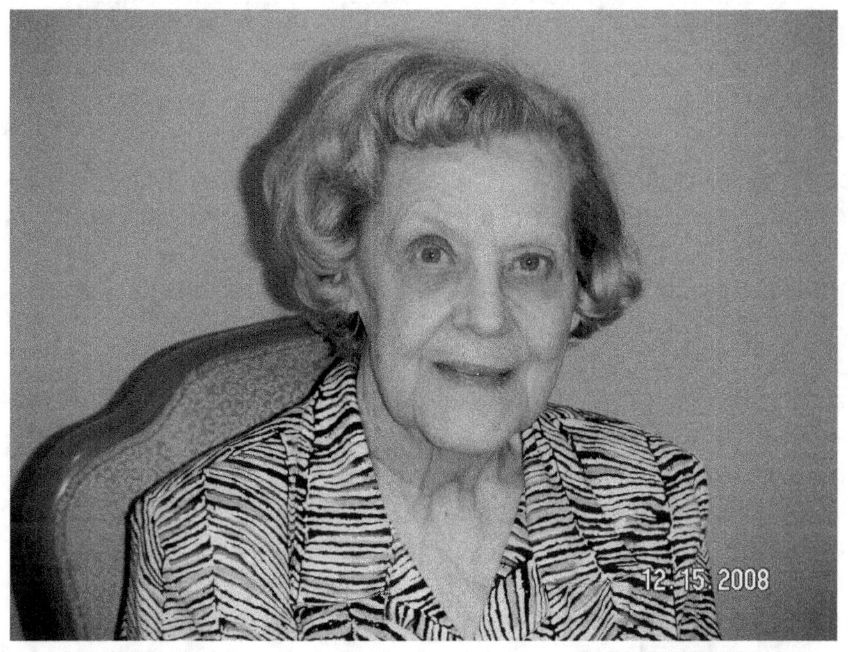

En la clínica, donde mamá no pudo volver a tener su propio cuarto, mis visitas fueron básicamente de un día, un largo día de vuelos en la mañana y en la noche y de alquiler de carro en el aeropuerto, así, yo podía llevar a mamá a restaurantes, ir de compras, hacer turismo, ir al cine en tanto ella fuera capaz o quisiera ir. La primera vez que traté de sacarla, la directora tuvo que llamar a Michael para su permiso, el cual concedió. Tal vez ella pensó que la iba a secuestrar después de mi renuencia a trasladarla allí. Hubiera intentado hacerlo, pero no tenía su poder legal, ni sus registros médicos ni acceso a sus cuentas financieras, así que no había forma de que pudiera trasladar a mamá sin el permiso y cooperación de mi hermano. No pude nunca más volverla a llevar con nosotros a Puerto Vallarta. Cuando le dije que le permitiera pasar otras vacaciones, Michael dijo que su certificado de nacimiento se había perdido, y que él no iba a solicitar uno nuevo para sacar pasaporte como se exigía ahora.

Por lo general, yo iba sola a pasar el día con mamá a la clínica de la memoria, algunas veces mi esposo Ed me acompañaba y nos quedábamos en un hotel cercano para poder pasar dos días con ella. Una vez mi hija mayor, Karen, fue conmigo. Después, en unas ocasiones mi coordinábamos los horarios de los aviones, de tal manera que nos encontrábamos en Las Vegas y pasábamos el día juntas con nuestra madre.

La última película que ví con mamá fue, irónicamente, *Mama mía*. Fuimos a matiné, que por casualidad era una película cantada, y nosotras éramos las únicas en un inmenso teatro. Mamá y yo nos tomamos de las manos y en la canción "*Slipping through my fingers*", las lágrimas rodaron por mis mejillas. En la canción, la mamá está cantando a su hija adulta, quien ya pronto la dejará y se irá a vivir su propia vida. Para mi madre y para mí, el péndulo del tiempo se había movido hacia delante, y nuestros roles eran casi exactamente los opuestos a aquellos de la película.

Estaba casi segura de que tan pronto dejara a mamá y volviera al aeropuerto para mi viaje de regreso a San Francisco, ella habría olvidado que yo había ido a verla. Pero si ella podía estar más feliz, así fuera por las pocas horas de mi visita, yo sabía que había valido mi esfuerzo de hacer los viajes que fuera. No solamente le hacían su vida más agradable, sino que me permitían pasar tiempo muy valioso con ella.

Debido a la dificultad y costo de visitarla frecuentemente, yo llamaba a mi mamá varias veces a la semana en la noche para charlar antes de que se acostara. Patricia le había sugerido a Michael que retirara la línea de teléfono de mamá para ahorrar dinero, toda vez que ella no la usaba. Él le escribió a Kate para pedir nuestras opiniones y le expliqué a través de Kate, por qué quería que mantuviésemos su teléfono. Afortunadamente nunca se le quitó. Esas llamadas telefónicas en la noche, a través de las cuales nos enviábamos abrazos y besos una a la otra, fueron mi forma de meter a mi madre en la cama y desearle dulces sueños. Fue principalmente a través de estas llamadas nocturnas que mi madre se expresó más a sí misma.

Algunas veces cuando le preguntaba cómo había pasado el día, ella me decía, "Oh, estuve tan ocupada". O, "Salí e hice algunas compras", o algo más que ella inventaba. ¿Estaba dando rienda suelta a su fantasía para llenar sus aburridos días? ¿Estaba inventando una historia para hacerme sentir bien y esconder su tristeza? O, ¿la falta de estimulación la llevaba a imaginarse una realidad alternativa? ¿Es esto lo que le sucede a los prisioneros en su aislamiento?

Más a menudo en nuestras conversaciones mamá revelaba sus verdaderos sentimientos en relación con su entorno. A pesar de mi reacia y final aprobación a la clínica de la memoria, dado que sus necesidades de ayuda aumentaron, ella nunca aceptó estar allí. Después de un tiempo yo registré muchas de sus frases espontáneas porque eran ¡tan dolorosamente conmovedoras y tan llenas de significado emocional!

Los siguientes comentarios los registré en taquigrafía, de manera textual, de una larga llamada telefónica que tuve con mamá cuando ella estaba más habladora y pensativa que lo normal. Eran cerca de las 9:30pm del 2 de septiembre de 2009, un año y un día después de que ella entrara a la clínica de la memoria. Agrupé algunos comentarios en los cuatro grandes temas que más le preocupaban.

ESCAPARSE

"No todo es color de rosa todo el tiempo, así que les acabo de decir que me iría".

"Todavía estoy aquí, y pienso que voy a regresar a mi forma de vida anterior. No me gusta estar en este lugar".

"Me sentiré mejor una vez vaya a mi propio ritmo. Ahora mismo estoy aturdida. Una vez consiga estar libre, me sentiré mucho mejor. Me redimiré a mí misma otra vez. Me sentiré más viva de nuevo".

CONFUSIÓN DE LA IDENTIDAD

"Es algo que tu pensaste, es lo que debe ser, pero es diferente. Así que tomé una decisión, no es la forma en que deseo vivir. Esta no soy yo. Tu comienzas a sentir que no eres nadie. No puedes vivir tu vida así, entonces decidí estar en mi propia casa".

"No es culpa de nadie. Simplemente perdí mi juicio de lo bueno y de lo malo. Creo que tomé el camino equivocado cuando vine aquí. Estoy cansada de esto".

"Tu no puedes ser sincero contigo mismo y con todos los demás. Esto confunde tu sentido de la razón de lo esencial".

"Estuve feliz por un tiempo, pero ahora voy a enderezar toda mi vida como considero que debe ser. Tu sabes, como te sentías cuando eras capaz de hacer las cosas y ahora tu no te sientes así".

"Me gustaba este lugar, pero luego me dí cuenta de que no es mi vida. Lo intenté, pero no es lo que pensé que sería. No es mi vida. Realmente traté pero no era yo".

TEMOR

"Voy cuesta abajo rápidamente y no me percaté enseguida. Pero de repente caí en cuenta de que mi vida fue desperdiciada".

"Poco a poco ellos te arrebatan tu vida, te aniquilan. Tu vas cuesta abajo muy rápido. Un poco más abajo cada vez y luego me iré".

ESPERANZA

"Nadie puede detenerte abajo. Decidí hacer algo. No sentí que esto era lo que se suponía que debía ser".

"Tal vez deseo vivir de nuevo".

"No te preocupes por mí. Esto es algo que debo resolver por mí misma".

"Donde quiera que esté, todo se arreglará".

Durante todo el año, en varias conversaciones por teléfono, mamá a menudo repetía los temas de escape, identidad y esperanza, como en estos dos ejemplos:

"Quiero llegar a casa pronto. Algunas veces me siento enredada en este ambiente".

"Me siento abandonada. Entre más pienso las cosas, peor estoy. No me siento totalmente completa. Tengo que encontrar algo o hacer algo para satisfacerme a mí misma. No es tan fácil como suena. Cuanto más piensas en diferentes cosas, peor están. Tú no te satisfaces por tí misma de ninguna manera. No me siento como la misma persona que fui. Estoy perdida. Y ahora voy realmente a encontrarme".

Al final, cuando mamá completó su segundo año en la clínica de la memoria, los efectos de su soledad y falta de estimulación se expresaron más en temor y confusión que en la esperanza de escapar. Otra vez, de manera textual reproduzco sus conversaciones por teléfono, esto es como su espiral descendiente se veía al interior de su mente:

Septiembre 30 de 2010

"Estoy atascada en esta casa. No tengo amigos. No tengo nada. Me siento fuera de lugar. No veo personas conocidas. Fue una trampa lo que ellos (quienes la llevaron allí) me tendieron".

"Me pregunto dónde se supone que estoy. No conozco a estas personas. Todas me son extrañas. ¡Vaya forma de vida¡ Ni siquiera sé cómo se llama este lugar".

"Me fui de mi casa por un tiempo. Me siento perdida. Cuando regrese a mi casa, espero poder verte".

Diciembre 28 de 2010

"Me da un poco de miedo. Tengo la sensación de, "¿Qué anda mal en mí? Se siente como si estuvieras fuera de esto. Se siente como si no pudieras controlarlo".

Enero y febrero de 2011

"No me siento bien (emocionalmente). ¿Cuánto han tomado ellos de mí que no los volví a ver?".

"Me siento excluida de las cosas. Estoy excluida de todo lo que tenía".

"Tiene que ser verdad. Ha sido más de un día".

"Mis manos también están atadas".

"Ahora no soy una persona necesaria en absoluto; me siento muy inútil".

"No sé cómo explicarlo. Ellos se encargan de todo lo que piensan que necesito y eso es todo. Y luego, me sientan a hacer nada".

CAPÍTULO QUINTO: LAS LUCES SE APAGARON

Pérdida de la visión y sus consecuencias

En junio de 2011, cuando visité a mi madre firmé su salida de la clínica de la memoria para llevarla a almorzar al restaurante italiano que siempre habíamos disfrutado mucho; de hecho, era el mismo restaurante en el que habían estado mi padre y ella la noche que se perdieron hace 9 años. Cuando ingresamos al comedor, ella se detuvo porque dijo que estaba muy oscuro y no podía ver. Pensé que tal vez sus ojos no se habían adaptado al entrar a un sitio oscuro después de estar afuera bajo la luz radiante del sol (los pacientes de demencia, en particular, reaccionan fuertemente a los cambios de luz y requieren de iluminación moderada), así que la guié por el comedor hasta nuestra mesa al lado de la ventana desde donde podía observar la vista de la Franja de las Vegas. Pero cuando salimos no sostuvo muy bien su brazo y tropezó contra el bolardo de cemento frente a mi carro y cayó. Afortunadamente no se lesionó porque yo había suavizado su caída.

Debido a que se había quejado de la oscuridad, cuando regresamos a su cuarto le hice un rápido examen de ojos escribiendo letras y números grandes en una hoja de papel que sostuve a corta distancia delante de mamá. Ella no identificó la mayoría de los símbolos. Tampoco pudo reconocer a mi padre en el gran retrato de busto que colgaba de su pared ("¿Es alguna mujer?", dijo, tratando de adivinar). Esto no me sorprendió porque ya una vez había fallado en reconocer esta fotografía. Sin embargo, pensé que durante algún tiempo había observado que mi madre nunca más había vuelto a usar sus gafas y cuando le pregunté por ellas a Agnes, la esposa de Michael, me dijo que tan pronto se las reemplazaban las volvía a perder.

Pensé que se debía examinar la vista de mi madre. La demencia puede causar cambios en la visión que hacen difícil entender lo que uno ve e incluso diferenciar los colores. Aunque el problema de la comprensión de las imágenes visuales es uno de los diez signos de alarma que puede indicar Alzheimer, los exámenes de la vista se pasan por alto, o se consideran innecesarios. El Estudio del Ojo Malayo de Singapur con 1.032 pacientes, de edades entre 60 y 79 años, encontró que aquellas personas con discapacidad visual por cataratas o retinopatía diabética de moderada a severa, están más propensas al aumento de la pérdida de memoria y a varios niveles de deterioro funcional, haciendo evidente la necesidad de diagnosticar y tratar efectivamente las causas de la discapacidad visual [19]. Y aunque no lo conocía en esa época, un reporte en internet de agosto 23 de 2013, describió un estudio del Hospital Cedars-Sinai en Los Angeles que encontró que la cantidad de la proteína beta amiloide en el cerebro está estrechamente relacionada con la cantidad en la retina en la parte posterior del ojo. Los científicos del Cedars-Sinai están desarrollando una prueba ocular para Alzheimer e iniciando ensayos clínicos [20].

Hablé con la directora de la clínica de la memoria y le pedí que le solicitara a mi hermano ordenar un examen de ojos para mamá pues no quería que él pensara que yo estaba criticando.

Me contestó: "Oh, no quiero interferir. Su hermano cuida tan bien de su madre que prefiero no decir nada".

Como ya he dicho mi hermano es médico. También es el ejecutor del testamento de mi madre y tiene su poder legal, ante todo, según me dijo mi padre, porque ellos estaban viviendo con él, aunque me imagino que de todas maneras hubieran escogido a su único hijo hombre, básicamente porque es médico y se sentían seguros de que él supervisara su futuro cuidado físico. Según las reglas de privacidad de la Ley de Transferencia y Responsabilidad de Seguro Médico (HIPPA, siglas en inglés), yo no recibía ningún informe del personal de la clínica de la memoria, pues mi hermano no me había incluido en la lista de aquellos que debían ser informados sobre los cambios de la condición de mamá.

No obstante, supe por un colaborador de nivel técnico, que las medicinas que mamá tomaba en junio eran una pastilla diaria para el dolor producido por la artritis, junto con una para el estómago en días alternos, así como medicamento para la tiroides y una pastilla diaria para dormir. Considerando los efectos secundarios y la insignificante utilidad de las drogas para la memoria después de un período corto de uso, entendí que mamá no hubiera continuado tomando medicina para retardar los efectos del Alzheimer. Ella realmente no parecía estar sobre medicada, aunque me preocupaban las pastillas para dormir. Muchas drogas para dormir contienen difenhidramina que suprime el neurotransmisor acetilcolina, un mensajero clave de las células del cerebro y muy importante para la memoria y el aprendizaje, como ya lo he afirmado. Sin embargo lo más grave es que ella no estaba recibiendo ninguna medicina para sus ojos.

En agosto 15 de 2011, mi hermana Kate y su esposo George fueron a visitar a mamá. Kate se enteró ese día, por la cuidadora, que mamá había estado en cuidados paliativos la semana anterior después de haber perdido un 10% de su peso (mamá pesaba 45 kilos en junio pero había perdido 3.6 kilos en los últimos dos meses). Kate también se enteró por el personal, que mamá solo veía sombras y se había caído dos veces a causa de la pérdida de la visión, pero que la familia había decidido no hacer la cirugía de cataratas debido a su edad (91 años) y a su estado mental. Como resultado, mamá debía recibir ahora cuidado total y mantenerse en silla de ruedas para prevenir futuras caídas.

Cuando Kate llamó a contarme estas noticias, me sorprendí y me puse furiosa. ¿Por qué la directora no hizo seguimiento al examen de ojos que le informé que mamá necesitaba? ¿Por qué se había permitido que su visión hubiese empeorado en los dos meses que había dejado de verla? Además estaba sumamente molesta porque ni a Kate ni a mi se nos había informado de la pérdida de la vista de mamá, su confinamiento a una silla de ruedas, pérdida de peso y traslado a cuidados paliativos.

Empecé a preguntarme...si Kate no hubiera estado allá en ese momento para darse cuenta de la situación de mamá, ¿cuándo nos habrían contado acerca de los cambios? Si no hubiera llamado a mamá desde Pensilvania hace 3 años y hubiera descubierto que ella estaba en el hospital, ¿cuándo nos habrían contado de su traslado a una clínica de la memoria?

El descuido o negligencia en brindar tratamiento debido a la edad del paciente, o a su condición mental, es una forma de abuso de los ancianos. Debatir este asunto tan crítico era exponerse a más demora en el tratamiento de mamá, así que pedí ayuda inmediata a los Servicios de Protección de los Ancianos de Nevada. Respondieron rápidamente y fueron a hablar con la directora de la clínica de la memoria, aun antes de que mi esposo Ed y yo pudiéramos concertar una visita para la semana siguiente.

Antes de nuestra visita llamé a la enfermera de cuidados paliativos y a la cuidadora y les solicité reunirse con nosotros en la clínica de la memoria. Cuando llegamos el 6 de septiembre, el director de actividades, Marcos, estaba en la recepción donde firmamos el registro de visitantes. Nos contó que Michael había examinado los ojos de mamá y que iba a llamar a un oftalmólogo. Encontramos a mamá en el comedor. Estaba terminando su almuerzo, comiendo algo blando y casí liquido con la mano de manera descuidada toda vez que no podía ver los alimentos (ninguno de los ayudantes estaba alimentándola como usualmente lo hacían con otros pacientes que requerían asistencia). Mamá no nos podía ver pero pudo reconocer mi voz.

Como no habían llegado, ni la enfermera de cuidados paliativos, ni la cuidadora para reunirse con nosotros, pedí el historial de mamá. Una enfermera llamó a Michael para su permiso, el cual otorgó y le dijo que mamá vería a un oftalmólogo en 10 días.

Su historial mostraba que ella había ingresado a cuidados paliativos el 8 de agosto de 2011. En ese momento sus medicinas eran Tylenol para el dolor, levotiroxina para su tiroides y trazodona para la depresión y el sueño (al menos ésta no contenía difenhidramina). Dos semanas más tarde, el 23 de agosto, se habían adicionado dos clases diferentes de gotas para los ojos, además de medicamentos para la artritis y la hipertensión, y se había cambiado el de la tiroides.

El examen de admisión del doctor de cuidados paliativos indicaba que mi madre tenía Alzheimer con demencia, hipertensión, artritis (reumatoidea y osteoartritis), depresión e hipotiroidismo. Para mí, el hecho de que el hipotiroidismo se mencionara de nuevo y que la droga para éste se hubiera cambiado recientemente era relevante. Los estudios muestran que para las mujeres con una cantidad de hormona estimulante de la tiroides TSH (siglas en inglés) alta o baja, el riesgo de contraer Alzheimer aumenta. El diagnóstico del médico de cuidados paliativos fue "debilidad" y su pronóstico para mamá fue de menos de 6 meses de vida, por la depresión y falta de alimentación. Me preguntaba si ella no comía debido a que no podía ver la comida. El informe decía además: "Ella es incapaz de hacer la mayoría de las actividades y tiene enfermedad extensiva". Otra información indicaba que una enfermera certificada podía declarar su muerte y enviar su cuerpo a la morgue. La orden de "no reanimar" de mi hermano tenía fecha del 8 de agosto de 2011. Las normas de cuidados paliativos le permitían realizarse la operación de cataratas.

La cuidadora y la enfermera de cuidados paliativos llegaron casi simultáneamente. Jean, la cuidadora, dijo que mamá era la única paciente que ella había visto que, en su opinión, no demostraba confusión ni temor en sus ojos. "Ella podía ahora usar una camiseta con el rótulo ´Sin miedo`, no hay paciente con quien compararla aquí", dijo. Yo no sabía si estar alegre porque mi mamá parecía tranquila enfrentando la muerte, o furiosa por los obvios comentarios de Jean sobre el fin de la vida.

Stacy, la enfermera dijo que la demencia de mamá era "debida a su edad" y que tenía hipertensión. Añadió que mamá había perdido interés en la comida, conversación e interacción y tenía pérdida de absorción digestiva y ambulación. Además, pensaba que mamá no podría volver a caminar debido a la pérdida de fuerza en los músculos abdominales y de haber tenido sus rodillas dobladas por tanto tiempo en la silla de ruedas. (Stacy realizaba una evaluación completa cada una o dos semanas, y una auxiliar de enfermería de cuidados paliativos venía tres veces a la semana).

También nos contó que Michael recientemente había traído a alguien a revisar los ojos de mamá y le había dado unas gotas porque tenía glaucoma y cataratas. Sin embargo, a Stacy le preocupaba que mamá se agachara o se retirara las vendas después de la cirugía de cataratas; dijo que esto dependía del doctor pero que ella coincidía básicamente con la preocupación de Michael y Patricia sobre la operación "debido a la edad y senilidad de mamá".

Jean, en cambio, objetó fuertemente la idea de que la cirugía de cataratas fuera peligrosa, mencionó lo fácil que había sido en numerosos casos que ella conocía. Yo también sabía por casos de algunos de mis viejos amigos y parientes a quienes les habían realizado la cirugía de cataratas para restaurar la visión que es un procedimiento muy seguro y sencillo para personas de cualquier edad.

Tanto Stacy como Jean destacaron que mamá no estaba angustiada, ni frustrada; que era apacible, parecía contenta, y estaba "en su propio mundo", que era una dama "pragmática". Ellas controlaban la agitación en estado terminal y le suministraban Risperdal, un tranquilizador cuando era necesario. Puesto que mamá había sido una católica creyente durante toda su vida, les solicité y estuvieron de acuerdo, en pedir un sacerdote para aplicarle el sacramento de la unción de los enfermos. Les di mi teléfono y mi correo electrónico a sabiendas de que no me contactarían debido a la regla de privacidad HIPPA.

Mientras hablaba con Jean y Stacy en el cuarto de mamá, ella estaba sentada en su silla de ruedas afuera, cerca de Ed, en el sofá en frente de la televisión en el área del vestíbulo. Él me contó después que mamá susurraba oraciones mientras movía sus dedos como si sostuviera un rosario, luego hacía la señal de la cruz periódicamente antes de empezar a repetir las partes de esas oraciones una y otra vez como un mantra: "Gracias a Dios Padre, al Hijo y al Espíritu Santo. Amén" o, "Santa María, madre de Dios, ruega por nosotros ahora y en la hora de nuestra muerte. Amén", y "Gloria a Dios Padre, al Hijo y al Espíritu Santo. Amén".

Después que Stacy y Jean salieron, Ed y yo llevamos a mamá en su silla de ruedas a un sitio más tranquilo, lejos de la televisión. Durante todo este tiempo ella estaba diciendo sus oraciones suavemente y continuó diciéndolas por más de una hora sin parar. La conduje hasta que finalmente tuve la siguiente conversación con ella:

Yo: ¿En qué piensas cuando rezas?

Mamá: Es una realización.

Yo: ¿Quieres decir que es algo que has hecho toda tu vida?

Mamá: No recuerdo eso.

Yo: Bueno, tu aprendiste estas oraciones cuando eras niña, ¿no es cierto?

Mamá: Si

Yo: Y, ¿Tú las dices todas las noches antes de ir a la cama?

Mamá: Si

Yo: Debe ser reconfortante para ti.

Mamá: Así es.

Yo: ¿Es muy grato saber que Dios está siempre contigo?

Mamá: Si, así es.

Yo: Mamá, tú eres una santa, orando por todos nosotros. ¿Rezas por algo en particular?

Mamá: No siempre.

Yo: ¿Sólo alabas a Dios?

Mamá: Depende. Cosas diferentes en diferentes momentos.

Mamá finalmente fue operada de cataratas el 17 de noviembre de 2011, muchos meses después de haber perdido su visión y tres meses después de que Kate y George descubrieran esta pérdida. Por casualidad, Kate y George fueron de vacaciones de nuevo a Las Vegas para el cumpleaños de George, el mismo día de la operación y visitaron a mamá en las instalaciones de la clínica de la memoria. Más tarde Kate me contó que Patricia y Agnes estuvieron allí y habían dicho que si algo pasaba a mamá como resultado de la operación era su culpa. Además, dijeron que no iban a permitir la operación si no hubiera sido por "ese alboroto" que ella había armado (sin saber que había sido yo). También le pidieron a Kate que cuidara de mamá el resto del día ya que habían hecho lo suficiente trayéndola temprano a la cirugía esa mañana. Luego salieron.

El amigo de Michael, un oftalmólogo, realizó la operación después de regresar de sus vacaciones. Él sólo pudo remover las cataratas y restaurar parcialmente la visión de mamá en el ojo izquierdo. Ya que el glaucoma no había sido diagnosticado a tiempo y el tratamiento no había iniciado pronto, estaba muy avanzado. Ella queda ciega del ojo derecho.

La cirugía como tal no tuvo inconvenientes posoperatorios para mamá, y su recuperación fue muy fácil. Todavía no puedo entender porqué mis dos hermanos se habían negado.

Después de la operación de los ojos de mamá, su memoria continuó deteriorándose. Ella tenía una nueva cuidadora, Beatrice, pues Michael y Patricia solicitaron que Jean fuera reemplazada, después de que había estado con mi mamá varios años. Me dio lástima verla partir. Era una mujer amorosa que hasta lavaba la ropa interior y de cama de mamá, cogía los dobladillos de sus pantalones, enmarcaba las fotos y conseguía libros para leerle sobre las viejas películas que a mi mamá le gustaba ver. La administración de la clínica de la memoria también cambió (aunque creo que no tuvo nada que ver con mi familia). Lo más triste de todo fue que el excelente director de actividades se retiró y el nuevo director se inclinaba por juegos como bingo y excursiones turísticas a Las Vegas para aquellas personas con movilidad y más ágiles. En una de mis visitas, vi al director sentado con un grupo de pacientes en la mesa de actividades, leyéndoles. La única música que se escuchaba ocasionalmente era la del piano automático en el área del vestíbulo cerca de la entrada. Ya no se volvieron a escuchar los cantos.

Mamá estaba débil y requería asistencia para caminar, y aún así rechazaba la silla de ruedas. En cambio, se sujetaba de los pasamanos cuando caminaba alrededor del patio interior. En marzo de 2012, Michael le escribió a Kate que mamá había sido hospitalizada con 40º grados de fiebre y neumonía viral. Como era usual, ella era una paciente poco colaboradora, se resistía a los cuidados, se quitaba los tubos intravenosos y rechazaba alimentos y bebidas. El escribió, "ella se niega, especialmente por su demencia y actitud –y ahora no quiere ningún cuidado, aunque intentamos". Nadie entendía lo que mamá a menudo me había dicho, que ella prefería morir. En lugar de esto, ella se recuperó y regresó a caminar alrededor del patio interior.

En dos ocasiones, después de la operación de los ojos de mamá, Kate y yo la llevamos juntas a almorzar a un restaurante. Ninguna de nosotras podía manejar por sí sola la silla de ruedas, a mi mamá y el carro. La primera vez, que fue poco después de la operación, Agnes nos encontró en ese mismo restaurante favorito. Mantuvimos una conversación cordial y no mencionamos para nada la cirugía del ojo. La segunda vez que Kate y yo llevamos a almorzar a mamá hacía un día hermoso y pensamos que ella disfrutaría el recorrido en su silla de ruedas por varios almacenes de un hermoso centro comercial al aire libre. Pero no fue así. El sol le molestó, había mucha iluminación. Terminamos el paseo y la llevamos a un restaurante a almorzar muy temprano. Solamente había otra mesa ocupada en nuestra sección del restaurante casi vacío. Aun así, mamá se cubría su cabeza diciendo: "Muy ruidoso. Mucha luz". Ahora, hasta un poco de estimulación parecía agobiarla. Nos apuramos en acabar de almorzar para regresarla a su cuarto. Nuestras salidas con ella fuera de la clínica de la memoria terminaron ese día.

Cuando regresamos, mamá tomó una siesta y Kate y yo nos sentamos en el área de la televisión afuera de su cuarto mientras yo le cogía el dobladillo a unos pantalones nuevos que le había comprado. Más tarde, cuando mamá despertó, Kate y yo nos fuimos a su cuarto y estábamos sentadas en su cama hablando con ella cuando recordé que había dejado mis utensilios de costura y los pantalones en el sofá, regresé a recogerlos y casi tropiezo con Patricia, quien estaba afuera del cuarto de mamá recostada contra la pared. No la había visto desde el funeral de papá en el 2005. En esa ocasión la había invitado a Puerto Vallarta para que viniera con mi mamá y nosotros al día siguiente, pero no aceptó.

Sorprendida al ver a Patricia ahora dije "¡Oh! Hola". Ella entró al cuarto a visitar a mamá con nosotras, seguida por su esposo. La conversación fue neutral hasta que yo inconscientemente mencioné lo maravilloso que era ver que los ojos de mamá estaban mucho mejor ahora.

Patricia me miró y dijo, "Nosotros no queríamos que le hicieran la operación debido al riesgo".

Yo la miré y repliqué, "Cuánto mejor hubiera sido dejarla ciega, sentada en una silla de ruedas hasta que muriera". Desafortunadamente, como en muchas familias, teníamos opiniones totalmente diferentes y estábamos en total desacuerdo en este tema tan sensible.

Mis visitas telefónicas a mi mamá en las noches habían terminado casi por completo, ella no solo no hacía llamadas, sino que rara vez contestaba su teléfono ahora. Estaba especialmente lúcida en las mañanas o después de una siesta; pero en la medida que se cansaba se le hacían más difíciles las conversaciones. Entonces, como una víctima de un derrame cerebral, buscaba la palabra correcta que no le llegaba, así que lo que quería decir con frecuencia estaba distorsionado. Ella prácticamente no tenía memoria de trabajo.

Ocasionalmente la conseguía en uno de sus buenos momentos para una conversación telefónica. Una mañana en mayo de 2013 llamé al teléfono celular de su cuidadora Beatrice, quien era confiable y pasaba unas pocas horas con mamá todos los días en la mañana. Yo sabía que podía contar con ella para que llevara a mamá a su cuarto y me llamara. Fui recompensada con una de las mejores charlas que he tenido con mamá en mucho tiempo. Se mostró interesada, conectada y consciente. Más exactamente, me preguntó, cuánto tiempo hacía que vivía allí. Quería saber si veía a su familia ahora y le dije que de hecho nos veía cuando nos era posible visitarla. Procuré ayudarla a entender que todos la amábamos aún, que deseábamos lo mejor para ella y que estaba allí porque podía recibir un mejor cuidado. Varias veces nos dijimos, "te amo". Y luego me dijo algo que eternamente llevaré en mi corazón: "Tú has sido siempre muy buena conmigo".

Sus palabras significaron mucho para mí porque yo sentía que había fallado. Tenía que admitir que no había ninguna forma en que yo hubiera podido proteger a mamá del avance de su enfermedad del Alzheimer. Por la época en que la demencia de mamá afectó su memoria de corto plazo, hasta tal punto que la pérdida de su memoria se hizo notoria para los demás, la supuesta ventana crítica para un tratamiento exitoso ya se había cerrado. ¿Quién sabe cuántas neuronas ya se habían perdido durante ese periodo de varios años? Yo traté de hacer lo mejor para desacelerar el avance de la demencia, para protegerla de sus peores efectos, reconocer sus sentimientos y honrar la persona que todavía era y mejorar su calidad de vida.

A pesar de mis esfuerzos, no pude evitar su sensación de aislamiento, de silencio, de ausencia de estimulación, compañía, amor y hasta de un contacto afectuoso. No era de extrañar que cuando ahora yo la llamaba lo que escuchaba más frecuentemente eran sus nuevos lamentos:

"Todo es confuso para mí. Nada funciona como se supone que debería ser".

"No sé a donde se ha ido todo, pero todo ha desaparecido. Así es que se van las cosas. Toda mi familia se ha ido".

"Todas las cosas cambian por donde tú vas. Así que tienes que rehacerte. Todo parece fácil, pero realmente no lo es. Cuando tú logras estabilizarte eres muy feliz".

Volvía a verla cuatro a cinco veces más por año, aunque cuando la visité para su cumpleaños 93, ella no me reconoció de inmediato porque infortunadamente me acerqué a ella por el lado. "Vete", "¿Qué quieres?" gritó. Pero tan pronto me reconoció, estuvo bien de nuevo, por un momento.

Ella había dejado de decir las oraciones. En cambio, contaba pausadamente hasta veinte, aplaudía con suavidad sus manos dos veces, hacía el signo de la cruz y comenzaba de nuevo, una y otra vez. Mientras yo veía como realizaba este ritual en el comedor, al final le pregunté con cautela si a ella le daba miedo morir. Para tranquilizarla, le murmuré "Mamá, con todas estas oraciones, irás directamente al cielo".

Ella saltó de su silla y me miró con ojos desorbitados. "Vete al infierno", gritó fuertemente. Hasta los residentes sonámbulos que estaban alrededor de las mesas del comedor se despertaron. La calmé tan rápido como pude. En realidad, esta visita fue la primera y única vez en la que que observé su cambio de personalidad a un comportamiento agresivo y hostil.

Más temprano, ese mismo día, le había traido una de sus leches malteadas favoritas y un sándwich para el almuerzo. Beatrice la llevó en su silla de ruedas a un sitio aparte donde pudiéramos tener más privacidad. Después que mamá abrió el regalo que le traje, Beatrice y yo le cantamos el feliz cumpleaños.

Mamá solamente nos miró y dijo: "Nunca más volví a ser feliz".

CAPÍTULO SEIS: DEJÁNDOLA IR

La experiencia de la última etapa del Alzheimer

Precisamente cuando dábamos por seguro que mamá viviría el resto de sus días en la clínica de la memoria, enfrentamos una nueva situación. Kate llamó el 20 de mayo de 2013 para contarme que había recibido un mensaje de texto de Michael: mamá se había caído y roto la cadera derecha y la intervendrían quirúrgicamente a la medianoche de ese mismo día.

Unos días después, cuando mamá estaba lista para salir del hospital, la clínica de la memoria donde ella había estado viviendo durante casi 5 años, desde agosto de 2008, ya no la recibiría de nuevo; ellos temían por el peligro que representaba que se volviera a caer debido a que no permanecía en cama. Alguien allí tomó la decisión de trasladarla en ambulancia el 24 de mayo a otro hospital de una ciudad cercana para terapia de rehabilitación.

Fui a visitarla a la unidad de cuidados a largo plazo, tan pronto como pude, el 4 de junio. Cuando llegué mamá estaba dormida en una silla de ruedas junto a una mesa cerca de la estación de enfermería. Al frente de su mesa estaba un señor mucho más joven, probablemente tenía 40 y tantos años o iniciando sus 50, que había sufrido un derrame cerebral y estaba también en silla de ruedas, despierto y mirándonos, pero no hablaba. Pregunté a las enfermeras por qué mamá estaba allí y no en su cuarto y me dijeron que había estado agitada y había rechazado ayuda esa mañana, así que le habían dado un tranquilizante y querían mantenerla vigilada.

Mientras mamá dormía, hablé con la enfermera y la trabajadora social. Quedaron sorprendidas al saber que mamá veía por un solo ojo. También hablé con la terapista física. Ella me explicó que el cirujano sólo había remplazado la cabeza dentro de la fosa de la cadera y no toda la articulación de la cadera; esto representaba un pronóstico más alentador. Dijo que mamá ya estaba lista para sostener peso en esa pierna, y había caminado erguida el día anterior unos 4.5 metros entre dos terapistas. "Esa fue su primera vez", añadió la terapista, "sin embargo, ella ha logrado un progreso impresionante". ¡Qué poco conocía la fuerza de mamá para sostenerse caminando!

Cuando mamá despertó no pareció sorprenderse al verme. Lucía saludable y arreglada, excepto su cabello. Además, tenía las uñas pintadas de color rosado pálido, que según me enteré después, una auxiliar se las había arreglado. Una enfermera le trajo una bandeja con almuerzo a la mesa donde ella estaba sentada en su silla de ruedas y le di unos bocados de chuleta de cerdo, relleno y espinaca; también tomó energizante de chocolate y leche. Después ya no quiso comer más y pidió descansar.

Me dio gusto ver que tenía una habitación bonita e individual con una ventana, al final del hall. En la mesa de noche había una planta de hortensia que seguramente Michael y Agnes le habían traído. Su cama, de la que inmediatamente me dijo que no le gustaba, tenía un colchón de aire y una máquina adjunta para ondular la presión y prevenir las llagas. También había colchones sobre el piso a cada lado de la cama, en caso de que cayera, y un monitor para que las auxiliares supieran si trataba de levantarse por sí sola. En un lado de la cama estaba su bandeja soporte. Ella tenía su propio baño impecable.

Poco después de que se acostó, dos mujeres auxiliares entraron al cuarto a cambiar su pañal. Cuando la movieron, en el proceso de correrla de un lado para otro, ella puso resistencia y me llamó, "Connie, ayúdame". Luego, "Diles que paren, Connie". Y de nuevo, me llamó por mi nombre para que la ayudara e hiciera que se fueran. No le había dicho a mi madre mi nombre ese día, ni ella me había preguntado. Teniendo en cuenta que ella había sido diagnosticada con la enfermedad de Alzheimer hacía cinco años, me impresionó y me gustó que ella me reconociera y me llamara por mi nombre, aun en una situación tan estresante. Personalmente, no podía siquiera imaginar el horror que ella debía sentir ante la humillación de que tuvieran que cambiarle el pañal.

Después que las enfermeras salieron de su cuarto, ella se volvió a dormir, pero su sueño era agitado. Estaba inquieta, probablemente soñaba, porque de pronto abría sus ojos, parecía sorprendida y trataba de levantarse. Mamá todavía era muy fuerte, se podía sentar derecha sin usar sus brazos. Cada vez que hacía esto, yo la calmaba y la ayudaba a recostarse de nuevo.

El resto del tiempo que estuve allí, mamá permaneció dormida.

Nunca más pude volver a hablar con ella por teléfono, aunque todavía podía llamar al hospital. Me comunicaba directamente con su enfermera, y si ella estaba ocupada, hablaba con las auxiliares. Recibía un reporte, que mamá estaba bien, o que estaba durmiendo, o que había comido bien. Ayer me dijeron que se había sentado en la silla de ruedas y se había divertido mirando la actuación de unos animadores. Las enfermeras y todo el personal eran muy amables y educados conmigo, pero obviamente estaban ocupados con otros pacientes y tareas, y yo no quería molestarlos haciendo que pasaran a mamá al teléfono.

En junio 14, Michael le envió un correo electrónico a Kate y a Patricia. Kate me lo reenvió: "No califica para regresar a la clínica de la memoria porque requiere de dos personas para que la ayuden a levantarse y aún más, necesita un monitoreo cercano y constante".

Así, la negativa de la clínica de la memoria para que mamá regresara tomó la decisión por nosotros. Sus pertenencias tenían que sacarse de la clínica de la memoria. Mamá iba a quedarse en la unidad de cuidados a largo plazo del hospital permanentemente. Sin embargo, no recibiría terapia de rehabilitación, lo que tendría como resultado su limitado progreso para caminar sola.

Patricia le contestó a Michael en un mensaje que él le reenvió a Kate, y que ella a su vez me envió. El mensaje decía en parte:

> Sugiero que canceles su teléfono....y desocupes su cuarto. Ella no ha estado allí mucho tiempo, ¿un poco más de un mes? Por consiguiente, yo solicitaría un descuento sustancial dado que ellos no han tenido que cuidarla ni alimentarla. Con todo el cuidado que ella está recibiendo en el hospital, ¿no deberías dejar que la póliza de asistencia domiciliaria venciera? No se necesita tener una cuidadora para que la visite todos los días.
>
> Aceptémoslo, en esta edad y condición, ella no va a mejorar. Ella está en el mejor lugar. Gracias, Agie y Stephanie por todo su tiempo y amor hacia mamá. (Stephanie es la hija de Agnes).

El 8 de julio Kate me llamó para contarme de un nuevo mensaje de Michael. Mamá había reportado un conteo bajo de glóbulos rojos y había recibido una transfusión dos semanas después de su cirugía de cadera que posiblemente estaba relacionada con la pérdida de sangre durante la operación debido a que tomaba anticoagulante.

Evidentemente, este nuevo lugar, esta "unidad de cuidados a largo plazo", sería la última parada de mamá en su transición gradual de la casa de Michael a la residencia para adultos mayores, a la clínica de la memoria y ahora, por primera vez, al cuidado de profesionales, enfermeras calificadas, tiempo completo. En este momento se asumió que mamá probablemente no caminaría sola otra vez, tal como la enfermera de la unidad de cuidados paliativos lo había pronosticado hace dos años, antes de la cirugía de los ojos de mamá. Ella había afirmado "Debido a que ha perdido mucha fuerza en sus músculos abdominales y ha tenido sus rodillas dobladas tanto tiempo en una silla de ruedas". El estado de la salud física de mamá había venido deteriorándose durante sus siete años en la residencia para adultos mayores. Ahora le habían diagnosticado las siguientes afecciones, entre aquellas que los investigadores han encontrado asociadas con demencia: hipertensión, hipotiroidismo, depresión y cataratas.

Dada la edad de mamá, 93 años, en el momento en que escribo esto, todavía creo que por un buen tiempo el estado de su enfermedad de Alzheimer era moderado [21]. ¿Por qué pensaba esto? Por una razón, la edad avanzada está asociada, de alguna manera, con la demencia inicial menos severa marcada por menos placas y proporcionalmente menos ovillos neurofibrilares. Sus síntomas, en la primera etapa cuando ella vivía en la residencia para el cuidado de adultos mayores, fueron básicamente el deterioro de la memoria (especialmente la de los eventos recientes), repetición y desorientación. Sólo hasta que se trasladó a la clínica de la memoria sus problemas cognitivos y visuales empeoraron y gradualmente perdió la habilidad para desempeñar las actividades básicas diarias por sí misma.

En términos de un pronóstico, aquellos con condiciones del Alzheimer leves a moderadas (por ejemplo, problemas para hablar o entender el lenguaje y desempeñar actividades básicas de la vida diaria) generalmente viven 2 a 10 años más después del diagnóstico, aunque, de nuevo, la tasa de deterioro varía de persona a persona. Si el Alzheimer de mamá hubiera sido severo cuando le diagnosticaron la primera vez hace 6 años, probablemente no habría sido capaz de reconocer a los miembros de la familia ni de hablar, ni de caminar tan distante como lo hacía y su esperanza de vida después del diagnóstico habría sido entre 1 y 5 años.

Mi madre conservaba la habilidad de reconocerme y recordar mi nombre, tuvo momentos muy lúcidos de entendimiento en los últimos 3 meses, como en una de nuestras últimas conversaciones por teléfono. Su fortaleza y resistencia me han sorprendido pese a que ella había sobrellevado varias hospitalizaciones, períodos en clínicas, espantosos meses de ceguera y la cirugía de cadera.

Casi con seguridad ella nunca más saldría al aire libre a oler el aire fresco, ni a sentir el calor del sol, ni una brisa fría en su cara, ni a ver las flores, las estrellas, ni ningún otro regalo de la naturaleza que ella amaba.

A medida que transcurría el verano, la condición física y mental de mamá se deterioraba rápidamente. Cuando llamé, a mediados de agosto, la enfermera me dijo que mamá no había vuelto a hablar pero que respondía a algunas instrucciones verbales. En el Alzheimer avanzado, la mayor parte de la corteza está seriamente afectada. El cerebro se reduce dramáticamente debido a la muerte de células generalizada. Las personas pierden su capacidad de comunicarse, de reconocer a la familia y a sus seres queridos y de cuidarse a ellos mismos. Desde hace algún tiempo, el personal la estaba alimentando. Ella permanecía en una silla de ruedas o en la cama, nunca más volvió a estar de pie. Las enfermeras siguieron cuidando las infecciones del hueso de sus pies, las cuales tenía desde que ingresó al hospital a finales de mayo.

Unos días después de mi llamada a la enfermera, una carta que Michael había enviado a Kate y luego ella a mí, confirmó lo que la enfermera había dicho acerca de la infección en los pies de mamá, que no sanaban. Michael pensaba que la causa era mala circulación y decía que iba a solicitar menos sedación. Cuando llamé a la enfermera, le pregunté si eso significaba que mamá tomaría menos tranquilizantes, que deduje de la carta de Michael. La enfermera dijo, "no los tranquilizantes realmente…el doctor va a retirar las drogas psicotrópicas". Supuse que ella quería decir las drogas que son contra la ansiedad o antidepresivas y no los agentes antipsicóticos más fuertes que se utilizan en los tratamientos de esquizofrenia y manías.

Ahora estoy planeando volver a visitarla. ¿Me reconocerá, será capaz de hablarme? Tal vez no, pero aun así quiero estar con ella, abrazarla y darle un beso más. No estoy preparada para perderla, incluso odio ver el vacío en que se ha convertido. En mi última fotografía de ella, está durmiendo, totalmente vestida encima de su cama y yo estoy sentada en la silla a su lado, inclinada hacia ella con mi brazo abrazándole la cabeza como tratando de protegerla de algo que se acerca. ¿Será esta mi última imagen, o la veré una vez más? ¿Podrá oírme y comprenderme? Eso espero. Generalmente, oír es el último sentido que se pierde.

Regresé. En esta ocasión Ed fue conmigo, y estuvimos varios días para estar seguros de que pasaríamos suficientes de sus horas de vigilia. Durante estos días entré y salí del hospital de cuidados a largo plazo en siete oportunidades diferentes para visitarla, y mamá estuvo despierta y receptiva en la mitad de estas ocasiones.

Ella aún me reconocía, pero no a Ed, a quien no había visto hacía un año o más. Lucía muy diferente a cuando la había visto hace tres meses. La peluquera del hospital le había cortado el pelo y le había hecho una permanente; ahora se veía suave, sedoso, con rizos blancos que enmarcaban su cara.

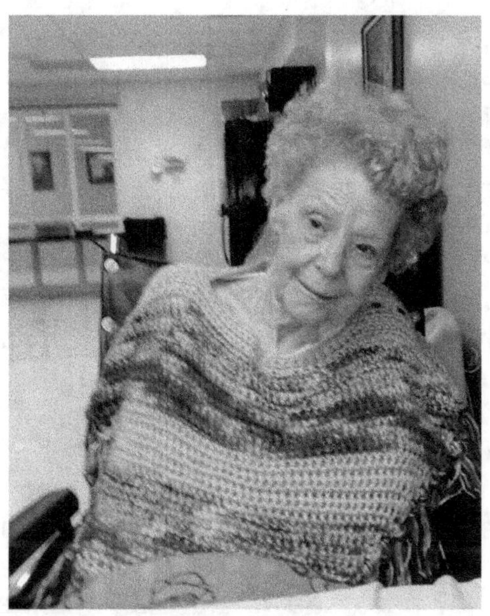

La primera noche que estuvimos allí nos sentamos con ella y otros, alrededor de dieciséis pacientes, en el comedor. Solamente tres eran hombres, pero este número variaba pues aparentemente algunos tomaban sus comidas en sus cuartos. Casi todos los pacientes en el comedor, como mi madre, estaban sentados en sillas de ruedas.

Ella me dejó alimentarla durante sus horas de comida, pero podía y tomaba por sí misma algunos alimentos. En dos ocasiones diferentes ella tomó sándwiches y se los comió por sí sola, trató de tomar los tazones de sopa pero rápidamente la ayudé para que no se regaran. También necesitó ayuda para que no se le regaran sus bebidas, pero terminó de beber con pitillo su jugo y su bebida favorita, el energizante de chocolate, en cada comida.

Sus manos se movían constantemente mientras ella continuaba su rutina repetitiva de contar (ahora solo hasta 5, no hasta 20) y luego aplaudir. Al siguiente día le pregunté a las auxiliares si le podríamos dar algunas cosas que ella pudiera hacer con sus manos; mamá había estado siempre ocupada, y ahora no había algo más que pudiera mover, además de sus manos, limitada a la silla o a la cama como ella estaba. Una de las auxiliares encontró algunos bloques y rompecabezas, pero apilar los bloques de colores le interesó a mi mamá solo momentáneamente. En cambio, en la mesa donde ella estaba sentada durante el día, encontró un pedazo de periódico a color y envolvió los bloques en él. Le gustaba tenerlo en su regazo, así como solía tener sus cubiertos envueltos en una servilleta, y de esta manera sus manos paraban de agitarse tanto.

Ella aún tenía tres heridas terribles en sus pies por las infecciones del hueso que su doctor (no mi hermano) estaba controlando. Observé a una enfermera cambiar las vendas, el día después de que el doctor había hecho un desbridamiento para quitar el tejido y la piel muertos. Me preocupaba cuanto dolor podía sentir, aunque la enfermera dijo que el doctor le había dado algo para adormecer sus pies antes del procedimiento. A pesar de lo que la enfermera me había contado previamente por teléfono, mamá todavía hablaba. Ella le preguntó en voz alta a la enfermera qué estaba haciendo y le exigió que parara, pero luego se sentó durante el procedimiento sin moverse. Además de la medicina para sus pies, ella estaba recibiendo gotas para el glaucoma en ambos ojos dos veces al día y también un anticoagulante.

La conversación con ella era difícil. ¿Qué hablas con alguien en su posición -una conversación superficial sobre tu vida? Cuando le conté de mis hijos, ella demostró que no los reconocía y no hizo preguntas acerca de ellos, aunque levantó sus cejas cuando le conté la edad que tenían ahora. Mostrarle sus fotos era inútil, su visión no era buena para verlas y no recordaba a ninguno de mis doce nietos. Tuvimos una conversación breve la primera noche:

Yo: ¿Te gusta la gente aquí?
Mamá: Algunos de ellos
Yo: ¿Te gusta más aquí que donde estabas antes?
Mamá: No

Yo: ¿Qué te gustaba de allí?

Mamá: Más actividad

No sé si se refería al hecho de que ella estaba más activa antes o de que había más actividad alrededor de ella. Realmente en la clínica de la memoria no escuché a nadie hablar como la mujer que se sentó al lado de mamá la segunda noche que le di la comida. Esta señora quería regalarle a la auxiliar sus gafas para leer. La auxiliar protestó argumentando que ella las necesitaría al día siguiente, así que las puso en la mesa de noche.

"Yo no las necesito", fue la respuesta. "Voy a morir esta noche".

"Odio cuando ellos dicen eso", me dijo la auxiliar.

Las enfermeras me comentaron que mamá permanecía despierta buena parte de la noche y que esta era una de las razones por las que ella dormía tanto durante el día. Leí que cuando los niveles de melatonina descienden en la glándula pineal, la oscuridad no es la clave para dormir, y en esta fase avanzada, dormir es la norma. Con tanto daño de las células, el paciente no puede permanecer despierto. Cuando está en la cama, ellas la cambian de un lado para otro cada 2 horas durante las 24 horas del día para prevenir llagas. Cuando está sentada en su silla de ruedas, se encorva hacia un lado con su cuello torcido en esa posición, poco confortable, que uno toma cuando está tratando de dormir en un avión. Ella no pudo volver a sostener su cabeza durante un tiempo prolongado. Estuve intentando poner un cojín sobre su hombro para apoyar su cuello y evitar que le doliera, pero ninguno se quedaba en su lugar. De hecho, el cojín parecía molestarla más que cualquier dolor de cuello que pudiera sufrir.

Yo me preguntaba: ¿*Ella soñaba*? ¿Era el "sueño que teje la maraña de las preocupaciones. La muerte de la vida cotidiana", como Shakespeare escribió en *Macbeth*? ¿Tenía ella algunas preocupaciones ahora? Según todas las apariencias, parecía vivir en un mundo que se sumía en sensaciones inmediatas, un mundo sin identidad y un dormir sin sueños. En su existencia día a día, ella:

- no veía caras familiares,
- no podía leer libros ni periódicos,
- no veía televisión ni cine,
- tenía poca habilidad para hablar,
- había perdido la mayor parte de sus sentidos del gusto y el olfato,
- era incapaz de caminar y controlar las funciones del cuerpo, y
- no tenía memoria.

***

¿Cómo será vivir sin la memoria del pasado y sin la previsión del futuro? En meditación, uno busca "estar aquí ahora", estar presente en el momento, el único tiempo que realmente existe, incluso si es efímero. Pero la mente deambula. Se niega a estar tranquila. Quiere volver a analizar el pasado y ensayar el futuro. Nosotros somos los recuerdos del pasado que nos definen -lo que hemos experimentado, a quienes amamos, donde hemos estado, incluso lo que hemos perdido-. También somos los planes futuros y las expectativas que nos darán forma -lo que anhelamos, lo que deseamos, nuestras esperanzas, ideas y sueños-. Cuándo todo esto desaparezca, cuando ese órgano de tres libras llamado cerebro deje de trabajar, ¿quienes somos? ¿Cómo y dónde deambulará la mente sin el cerebro para realizar sus funciones? ¿Llegará un momento en el que no seamos conscientes de que nuestro cerebro no está funcionando correctamente, cuándo no sepamos que no podemos recordar?

Tenemos evidencia física del cerebro, pero el concepto de mente es mucho más difícil de comprender. Por definición, la mente es inmaterial, así trabaje con el cerebro. ¿Es conciencia, conocimiento, la personalidad total, nuestras actitudes y creencias? ¿O es algo tal vez muy superior, como el espíritu o el alma humana? Mente o conciencia es un misterio eterno. Es nuestro propio sentido de sí mismos, la parte más esencial de nosotros, así no sepamos qué es, de dónde viene, o cómo llega.

Hipócrates en el siglo V AC dijo "Para la conciencia, el cerebro es el mensajero", y la relación entre los dos ha sido discutida desde entonces.

El psicólogo de principios del siglo XX, William James, llamó al problema de la mente/cerebro "el problema fundamental de todos los problemas fundamentales". Él dijo: "Se trata de que nuestra conciencia despierta, normal, la conciencia que llamamos racional, es sólo un tipo particular de conciencia, mientras que por encima de ella, separadas por una pantalla transparente, existen formas potenciales de conciencia completamente diferentes" [22]. James pensaba que la mente, el "Yo", "es el conocedor, el flujo de conciencia, y que el "mi" es el ser empírico, el contenido.

Para los filósofos, el problema se remite a dualismo vs. monismo. El filósofo Descartes, con su "cogito, ergo sum" (Pienso, luego existo), Platón, Carl Jung y otros, todos fueron dualistas como James y creían que la mente se observa a sí misma proyectando sus pensamientos. Kant pensaba que debía darse algún proceso que tomaba los procesamientos individuales y los conectaba en una experiencia unificada. Hobbes, por otro lado, fue un filósofo que creyó en el monismo, de forma que la actividad mental se explica por eventos físicos.

En la ciencia, el mismo debate es conocido hoy en día como cerebro/mente, y se expresa en términos de "reduccionismo" y "antireduccionismo". El reduccionismo, es comparable al monismo y actualmente es la visión más común; identifica al cerebro con la mente, bajo el principio de que son inseparables. El reduccionismo también tiene una larga historia; Galen en el siglo II, dijo: "No consultes a los dioses para descubrir el alma, consulta a un anatomista". Aunque los dualistas tienen problema en señalar el sitio de una mente ejecutiva, los reduccionistas también tienen el problema de describir un cerebro ejecutivo.

Un famoso experimento que el neuropsicólogo Benjamín Libet de la UCSF realizó en 1983, demostró que la mente consciente no controla ni dirige completamente lo que pasa en el cerebro. A las personas que participaron en este experimento se les conectó con electrodos para medir la actividad del cerebro, las sentaron donde pudieran ver un reloj de mano rotar rápidamente y les pidieron que flexionaran sus dedos en un determinado momento. Libet encontró que las neuronas del cerebro se dispararon antes de que la mente consciente diera la orden de flexionar el dedo. Según explicó, otro mecanismo en el cerebro retrasó la sensación del dedo moviéndose, así que la mente consciente pensó que controlaba la acción [23]. (Por otro lado, "El cerebro me lo hizo hacer", llevaría a una dimensión interesante de la discusión sobre el libre albedrío y alimentaría con argumentos la defensa de un delincuente de "gatillo fácil").

De acuerdo con el Dr. Erik Kandel, Premio Nobel de Fisiología o Medicina por su trabajo en memoria, la nueva ciencia de la mente se "basa en el principio de que nuestra mente y nuestro cerebro son inseparables. El cerebro es un órgano biológico complejo que tiene una enorme capacidad de cómputo y... nuestra mente es un conjunto de operaciones que nuestro cerebro ejecuta. El mismo principio de unidad aplica para los desórdenes mentales" [24].

Tal vez, realmente nunca olvidamos nada y los recuerdos siguen existiendo, así los deseemos o no. Existen casos de personas que pueden recordar todo lo que conocieron o experimentaron, en la fecha y hora en que los eventos ocurrieron. Otros con desórdenes causados por el estrés postraumático están preocupados con recuerdos y eventos que tratan de olvidar y no pueden. Sin embargo, otros, bajo hipnosis, relatan con total claridad, eventos supuestamente olvidados. Finalmente, algunas personas retienen recuerdos que no pueden expresar debido a las limitaciones físicas del cerebro cuando las conexiones de las neuronas y la comunicación entre las regiones del cerebro se deterioran. Recuerdo dos ejemplos de la vida real.

En el libro y la película "*La escafandra y la mariposa*" [25], el periodista francés Jean-Dominique Bauby despertó 20 días después de un derrame cerebral en el tronco del encéfalo que lo convierte en víctima del "síndrome de enclaustramiento". En aquel momento Bauby tenía 44 años y era redactor jefe de la revista *Elle*. El derrame lo dejó mentalmente activo y consciente, pero físicamente incapaz de mover alguna parte de su cuerpo, excepto su párpado izquierdo, que utilizó para contar su historia. En su caso, la relación mente/cerebro permanecía activa, pero sin la conexión con el cuerpo.

En la película *Awakenings* [26], basada en el libro de no ficción, con el mismo título, de Oliver Sacks, los pacientes hospitalizados que sufrieron de encefalitis hace décadas, durante la epidemia de 1917-28, parecían sufrir de catatonia durante años, hasta que fueron tratados con L-Dopa, una droga que afecta las neuronas en el ganglio basal y en el cerebro medio. Por un breve período de tiempo, los pacientes estuvieron despiertos y parecían aparentemente normales -activos emocional y verbalmente otra vez-. Pero el resultado fue de corta duración y la catatonia regresó. Sin embargo, aunque en este ejemplo el cerebro había estado sin respuesta por años, la mente había retenido, en la mayoría de los casos, las habilidades que no se habían experimentado desde la infancia.

Y entonces la pregunta de mente/cerebro, o cerebro/mente, ha sido una de las más misteriosas de la filosofía y la ciencia. Para alguien como mi madre con Alzheimer, ¿ella tenía todavía el sentido de sí misma aunque era incapaz de expresarlo? ¿Sería mejor mantener la propia mente, aunque el cerebro funcionara escasamente o dejarla ir con el detritus del cerebro? Desafortunadamente, uno no tiene alternativa. Como Bauby y los pacientes de encefalitis, las víctimas del Alzheimer están en cierto sentido, enclaustradas.

***

En una de mis llamadas, en enero de 2014, la enfermera de mamá me informó que ella estaba más alerta y receptiva que durante mi última visita cuando permanecía dormida. Tal vez se estaba recuperando nuevamente, a menos de dos meses de su cumpleaños. O tal vez, sus medicamentos habían sido reducidos ahora que un pie se había curado y el otro estaba mejorando. Ed y yo hicimos planes para visitarla pronto. Y la seguiré visitando mientras ella permanezca viva.

El 2 de marzo de 2014, el día de su cumpleaños 94, llamé a la enfermera para pedirle que le deseara feliz cumpleaños en mi nombre pues no podía estar con ella. Cuando pregunté por su salud, la enfermera me dijo que de nuevo estaba más alerta y habladora ahora que tomaba menos medicinas, solo la de la infección ósea que aún permanecía en un pie. Ella también se estaba alimentando por sí sola a menos que estuviera cansada. Estaba muy entusiasmada con la visita que haría pronto a mamá, ¡esta maravillosa y fuerte dama que aún "no se irá dócilmente"!.

Los pacientes pueden vivir con Alzheimer 20 años, y la última y más severa etapa puede durar seis o más años. En la séptima etapa, ellos tienen una pérdida aparente de la capacidad de razonamiento y una dependencia total para su cuidado; ya no pueden caminar y ni siquiera alimentarse por sí mismos. La pérdida de las capacidades en el Alzheimer avanza casi exactamente al contrario que las etapas de desarrollo de la infancia a la adultez: el hipocampo y el lóbulo frontal son las últimas partes del cerebro en desarrollarse durante la niñez y son las primeras en perderse con el

Alzheimer, y las etapas de los bebés de aprender el autocuidado y la continencia son las siguientes en perderse antes de que el paciente de Alzheimer sea totalmente dependiente como un recién nacido de nuevo; tal como Shakespeare escribió en "Las siete etapas del hombre" (*Como gustéis*):

> ...la última escena de todo
> Que termina esta extraña e intensa historia
> Es la segunda infancia y el mero olvido...
> Sin dientes, sin ojos, sin gusto, sin nada.

Los pacientes de Alzheimer se vuelven vulnerables a las infecciones y a otras enfermedades. Finalmente, el sistema motor se deteriora: el reflejo de deglución desaparece, los pulmones no respiran, el corazón no late. Durante muchos años el Alzheimer fue reconocido como la sexta causa principal de muerte en Estados Unidos y la quinta causa entre personas mayores de 65 años. Sin embargo, en marzo de 2014, el Alzheimer se reconoció como la tercera causa de muerte en Estados Unidos; anteriormente las cifras reportadas de esta enfermedad eran inferiores a las reales debido a que era más probable que la enfermedad del corazón, o el derrame cerebral aparecieran en los certificados de defunción, o se ocultaba bajo la apariencia de la neumonía [27]. La demencia recorta cinco a diez años el promedio de esperanza de vida. Las 2/3 partes de los pacientes de Alzheimer morirán en hogares para adultos mayores u hospitales, subsistiendo, languideciendo y abandonados.

Mamá había sido trasladada más allá de nuestro alcance. No podíamos hacer nada por ella. Mis hermanos y yo habíamos tratado de ayudar, cada uno a su manera y de acuerdo con sus propios niveles de preocupación, capacidades, intereses y recursos. Pero estábamos separados a grandes distancias, tanto física como emocionalmente y nuestras líneas de comunicación se habían desgastado y roto. El corazón de mamá se habría despedazado también si ella se hubiera enterado de nuestros conflictos. Lo peor de todo es que con el tiempo ella perdió gradualmente el contacto continuo con su familia, a pesar de las visitas de Michael y Agnes, quienes vivían cerca de ella, y las visitas menos frecuentes de mis hermanas y mías. Ahora, con su falta de receptividad, podíamos caer en la tentación de abandonarla, pero yo continuaría visitándola períodicamente.

Estoy todavía convencida de que si hubiéramos encontrado alguna manera de que viviera, tanto como hubiera sido posible, con alguna ayuda, en uno de nuestros hogares, hubiera vivido más alegre y feliz por mucho tiempo, antes de haber ido a una residencia, si es que ese cuidado se hubiese requerido. Por el contrario, pasó casi ocho largos años viviendo entre extraños de una a otra institución.

Si, la dejamos en cambio al cuidado de extraños, que son en su mayoría personas buenas y amables, dispuestas a hacer las cosas que nosotros no podíamos hacer o a decir verdad no haríamos, cosas que ella hizo por todos nosotros: cambiar los pañales, bañarla y ayudarla a vestir, asegurarse de que se alimentara y tomara los medicamentos y ofrecerle cualquier otro tipo de ayuda diaria, incluyendo su entretención.

A pesar del cuidado, a estas instalaciones algunas veces las llaman "depósitos de ancianos". En su mayoría, son sitios cuidadosos, pero impersonales en todo lo que tiene que ver con el trato hacia los pacientes, a quienes tratan por igual en lo que se conoce como "modelo institucional"; esto es, que a los pacientes se los denomina según su enfermedad, y a menudo, son sedados para controlarlos más fácilmente, algunas veces con drogas psicotrópicas potentes que son para enfermedades mentales severas. Mientras tanto dejamos a nuestra familia en lo que se ha llamado "la sala de espera de Dios" hasta que llaman a cada número; muerte por grados, y perdemos a nuestros seres queridos paso a paso.

En algún momento mi mamá entrará a la severa etapa final de la enfermedad de Alzheimer que nos ha amedrentado por tanto tiempo. La edad no le causó sus peores cambios, sino fue el Alzheimer. ¡Cuánto tiempo de desgaste, cuánto de su vida le ha sido arrebatado a mi mamá y a nosotros! Ver esos cambios en ella ha sido como ver una tragedia en cámara lenta, el proceso de morir que va comiendo su mente y cuerpo hasta que todo lo que queda es una concha vacía. Ella está y no está aquí. Curiosamente tengo la imagen del Gato Cheshire en Alicia en el país de las maravillas, gradualmente disolviéndose hasta que solo queda la sonrisa. ¿La muerte nos sonríe y se burla de nosotros? Siempre pensé que la muerte era como se describe, "severo".

¿Tendría mamá algún sentido de lo que había sido su vida, algún remanente de su identidad pasada al cual aferrarse? ¿Pensaría que esta era la manera que siempre había sido? ¿Era consciente de que estaba muriendo? Su memoria se ha ido, su habla permanece la mayor parte en silencio, pero ¿todavía siente ella emociones? ¿Está asustada, o está en el estado de "sin miedo", "la dama pragmática", como alguna vez la describió la cuidadora? ¿Está tranquila? ¿Será la muerte un alivio? ¿O tiene pánico en silencio, buscando encontrar algún significado en el caos?

Me gustaría pensar que está viviendo en el ahora eterno, más allá de la angustia de la tristeza o de la culpa, protegida de la ansiedad de los miedos y la fuerza de los deseos. Descartes dijo "Pienso, luego existo". Pero en la filosofía Budista, el pináculo más alto de la meditación es estar más allá del pensamiento. El Nirvana es un estado sin ego, ni sentido de sí mismo; es un estado tranquilo y pacífico. Tal vez su mente se está limpiando y los recuerdos se están borrando para una entrada impecable a la vida después de la muerte. En lugar de un cuerpo sin un cerebro trabajando, posiblemente ella se ha reducido al alma que será liberada al fin con muerte.

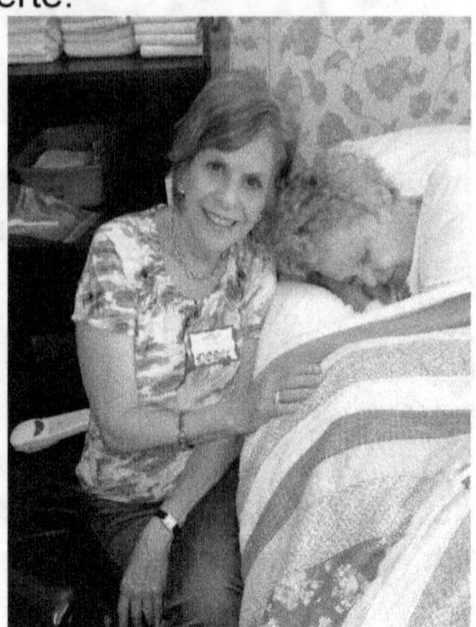

Me angustia la idea de que mamá posiblemente muera sola en la unidad de cuidados a largo plazo, con nadie de su familia al lado de su cama. También soy consciente de que ella ya no puede darse cuenta de su soledad o ni siquiera le importa.

PARTE DOS:
NUEVAS ORIENTACIONES

CAPÍTULO SIETE: UN GEN LATENTE

Riesgo, prevención temprana y planeación

Varios meses antes de que decidiera que mi primer capítulo *PERDIDOS* dejara de ser un relato breve y se convirtiera en un libro sobre la memoria de mi madre y un estudio de la enfermedad de Alzheimer, vi una noticia que me interesó mucho en el periódico *San Francisco Chronicle*. El Centro de Memoria y Envejecimiento de la UCSF estaba buscando voluntarios para un estudio de investigación longitudinal entre 15.000 personas, saludables y también con demencia, con el fin de investigar e identificar los marcadores tempranos de la enfermedad degenerativa del cerebro. Yo estaba interesada en el tema, no solo por razones personales, sino como psicóloga aprecio el valor de los proyectos de investigación y la imperiosa necesidad de contar con un mayor número de voluntarios para que el conocimiento avance. Sometí mi nombre a consideración y luego me olvidé de esto.

Mientras tanto continué haciendo mi propia investigación con el fin de agregar información científica más reciente a la historia del deterioro cognitivo de mi madre. Durante este proceso pensaba –o tal vez simplemente deseaba- que yo fuera immune a seguir el camino de mamá. Después de todo, tenía formación de nivel de posgrado y numerosas fuentes sugieren que cuanto mayor sea el nivel educativo, mayor será la “reserva cognitiva” que se tiene acumulada.

La reserva cognitiva se refiere a la manera como el cerebro puede seguir funcionando efectivamente, a pesar de que se presente algún daño o alteración en su actividad. Construimos reserva cognitiva por las maneras en que utilicemos nuestros cerebros, especialmente manteniéndolo activo y estimulado mentalmente. Una de las formas es adquirir más educación formal; otra es ser bilingüe o multilingüe; sin embargo, para muchos de nosotros esas oportunidades pasaron con nuestros años de colegio. No obstante, si queremos salvar nuestro cerebro del deterioro cognitivo, tenemos que realizar actividades que lo cultiven con atención diaria. Las interacciones sociales, los juegos y las actividades recreativas se disfrutan y entretienen pero lo más importante es que nuestro cerebro se involucre a fondo en una actividad nueva y retadora, preferiblemente con sentido de propósito. Las conexiones adicionales de las neuronas que se establecen, proporcionan al cerebro plasticidad y rutas alternas para compensar cualesquiera de las áreas afectadas, manteniéndolo adaptable y flexible, y posiblemente disminuye el riesgo de demencia hasta en un 47%, de acuerdo con la Asociación de Alzheimer. En mi caso, emprendí un proyecto nuevo y una nueva área de aprendizaje: este libro.

Nunca caí en la enfermedad del estudiante de medicina en la que uno cree sentir síntomas de la enfermedad que estudia. Además, tenía la certeza de que el Alzheimer no era una enfermedad contagiosa, aunque sí puede ser *genética* en aproximadamente un 5% de los casos, debido a un gen defectuoso o mutante que produce el Alzheimer temprano, entre los 30 y 60 años. De otro lado, una *predisposición genética*, necesariamente no da como resultado el Alzheimer a menos que se presenten otros factores de riesgo. Supe que, la enfermedad de Alzheimer es más frecuente en las mujeres y de acuerdo con la Asociación de Alzheimer, las mujeres de 60 años tienen el doble de probabilidades de desarrollarla durante el resto de sus vidas, así como el cáncer de seno [28]. No obstante, de alguna manera me las había ingeniado para leer cuidadosamente las palabras “gen APOE e4”, sin entender su importancia para mí.

Varios meses después, mientras trabajaba en lo que pensé que sería el último capítulo de *NO ME IRÉ DÓCILMENTE*, recibí una llamada de una de las coordinadoras de la investigación de la UCSF. Ella agradeció mi interés en el estudio de envejecimiento y memoria, me hizo una serie de preguntas y respondió a mis inquietudes acerca de lo que implicaba mi participación. Me informó que había sido aceptada como una voluntaria saludable y que habría 750 participantes y 750 miembros de un grupo de control a quienes también entrevistarían. Me pidió el nombre de un familiar o amigo que pudiera ser mi compañero en el grupo de control y quien también diera un informe sobre mi comportamiento. Yo ofrecí a mi esposo Ed.

Mi primera cita, que se programó para el siguiente mes en la sede de la UCSF en *Mission Bay*, consistió en una reunión de 3 horas que inició al mediodía. Incluyó una prueba cognitiva, una muestra de sangre y un examen neurológico. Nunca antes había estado allí y quedé sorprendida por el tamaño del campus y el número de edificios y personas, por lo que haber encontrado el Centro de Neurociencias el día de la cita lo consideré como haber aprobado la primera prueba.

El edificio tenía varios pisos, era muy moderno, austero y adentro parecía bastante esterilizado. Tuve que registrarme y esperar unos minutos en un vestíbulo enorme, casi vacío, hasta que una asistente de investigación, que llamaré Anna, vino y me llevó a una de las salas. Pasamos por una serie de largos corredores alineados y con puertas cerradas que supuse eran oficinas y salas para evaluar. Los hospitales lucían más amigables que este edificio. Le entregué el cuestionario que me habían pedido diligenciar antes de la cita, era básicamente mi propia evaluación de mi actual estado emocional y habilidad cognitiva.

Entramos en una de las salas para evaluar en la que había una mesita, tres sillas y una mesa para la evaluación. Así como en los corredores, en la habitación nada era cálido ni invitaba a la relajación o a una conversación abierta. Anna y yo nos sentamos una enfrente de la otra en la mesita y me presentó a un miembro del grupo de control que también entró al cuarto. Ella comenzó por hacerme las preguntas más sencillas, como si yo sabía dónde estaba, en qué ciudad, en qué país, qué fecha era y demás. Una vez que evaluó mi habilidad para contestar correctamente me dio varios formatos de consentimiento para leer, poner las iniciales y firmar. El miembro del grupo de control que estaba en el cuarto era probablemente un testigo, quien también explicó su rol principal. Estaba allí para presentar el programa de autopsia y animarme a firmar los formatos de consentimiento para donar mi cerebro y mi espina dorsal para la investigación. Tomé los formatos y le dije que probablemente los firmaría. Luego, él salió.

Después Anna me llevó a otro cuarto donde un enfermero me tomó una muestra de sangre para un análisis genético, de serum y de plasma. Quizá mis células serán cultivadas e inmortalizadas sin mi identificación como una línea de células para uso futuro en estudios científicos, en el Repositorio Nacional de Células para la Enfermedad de Alzheimer (NCRDA, siglas en inglés).

De regreso a la primera sala, comenzó lo que parecía agradable, aunque no fue así en absoluto. Las pruebas fueron fáciles al inicio pero muy rápidamente aumentaron en dificultad. Varias de ellas consistían en escuchar una larga lista desordenada de palabras sin relación alguna y luego repetir tantas como pudiera recordar, algunas veces después de una lista intermedia de diferentes palabras. Traté de agrupar las palabras en las cuatro categorías que representaban (alimentos, muebles, medios de transporte y animales) mientras Anna las iba diciendo, pero esa actividad mental parecía interferir con mi concentración en las impresiones ecoicas y auditivas y realmente disminuía el número total de palabras que podía recordar. Con los números fue mejor; pude recordar una lista de nueve números aleatorios y decirlos al revés cuando me los preguntaron.

Hubo pruebas de 60 segundos cada una, como la de decir todas las palabras que empezaran por *d* en ese tiempo, o nombrar todos los animales que pudiera sin repetir ninguno. Estuve más lenta de lo que pensé por el temor a repetir. Luego, me mostraron algunas ilustraciones y después de un intervalo con otras pruebas, me pidieron que reprodujera todo lo que pudiera de un dibujo en particular. Pensé que lo había hecho muy bien pero evidentemente faltaron algunos detalles. Otra prueba con lápiz y papel no parecía tan complicada pero tenía límite de tiempo y cometí un par de errores. Estaba cansada y puesto que me habían pedido que no comiera para los exámenes de sangre, estaba menos alerta. A medida que disminuía la velocidad en responder, me empecé a estresar y frustrar por los errores obvios.

Ya no me sentía como una buena estudiante, estaba muy incómoda viéndome en este disminuido rol. Sabía que a medida que envejecía se presentaba una disminución de las neuronas y una reducción en el nivel de los neurotransmisores y del flujo sanguíneo hacia el cerebro, haciendo más lentas las respuestas, pero yo no había sido confrontada a pruebas de velocidad hace mucho tiempo y me sorprendió ver qué tan disminuida estaba mi capacidad de responder. Sin embargo, cuando Anna me condujo abajo al salón donde un neurólogo evaluaría mis reflejos, movimientos de ojos y demás, me dijo confidencialmente que lo había hecho bien y que no tenía de que preocuparme.

Pero realmente si estaba preocupada. Las pruebas abrieron una gran brecha en mi aura de confianza. Tal vez, después de todo, los genes de mis padres representaban un factor más crítico para mi salud cognitiva que mi nivel educativo. Por muchos años he luchado por controlar el colesterol alto LDL, como lo había hecho mi padre, y recientemente me ha molestado la osteoartritis, igual que a mis padres. Mi oftalmólogo me dijo que empezaba a tener cataratas y por varios años me he aplicado gotas para prevenir el glaucoma. ¿También estaría empezando el camino a la demencia? Regresé a mi investigación y presté mucha más atención al gen APOE e4.

El acrónimo APOE e4 corresponde a la proteína conocida como apolipoproteína E, una lipoproteína, que es beneficiosa para llevar el colesterol bueno HDL y las grasas que el cerebro necesita a través de la corriente sanguínea. De hecho, a algunos científicos les inquieta que las estatinas para bajar el colesterol puedan privar al cerebro de dichas grasas, a pesar de que ellas ayudan a prevenir las enfermedades cardiovasculares. Además el APOE e4 parece actuar algunas veces en la formación de placas amiloides. El gen asociado con el APOE está en el cromosoma 19 y cada persona hereda dos de ellos, uno de cada padre. Toda vez que el gen tiene tres versiones diferentes, llamadas alelos, hay seis combinaciones posibles y cada una presenta un nivel de riesgo diferente en el desarrollo la enfermedad de Alzheimer. El alelo e2 se considera escaso y puede ofrecer alguna protección contra el Alzheimer. El alelo e3 es el más común y se considera neutro o estándar. El alelo e4 es el problema; se presenta en el 20 a 30% de la población en general, pero el 40 al 65% de las personas con Alzheimer tardío, o LOAD, tiene una o dos copias de APOE e4 [29].

Una copia de APOE e4 aumenta tres veces, aproximadamente, los riesgos de Alzheimer, con síntomas que aparecen a los 75 y no a los 84 años, la edad promedio del inicio de síntomas para personas sin copias del alelo. Con dos copias de APOE e4, una persona tiene el 50% de posibilidades de desarrollar Alzheimer a los 80 años y 12 a 15% de estas personas pueden comenzar a presentar los síntomas a la edad de 68 [30]. Entre los 68 y 84 años, hay una diferencia realmente significativa. También debe tenerse en cuenta el género; se ha descrito que el gen APOE e4 afecta de manera más grave a las mujeres.

Estas cifras representan los riesgos, pero no predicen con certeza que la presencia del APOE e4 en la sangre de una persona significa que desarrollará la enfermedad del Alzheimer. Los genes se consideran responsables de solo cerca de la tercera parte de nuestra salud mental y física. En el estudio longitudinal *Nun* que comenzó en 1986, entre hermanas de una misma orden religiosa, la autopsia de una monja que falleció a la edad de 107 años, reveló una copia del alelo APOE e4, pero ella nunca demostró signos de demencia. No sé si mi examen de sangre en la UCSF pretendía conocer, entre otras cosas, cual combinación de alelos APOE estaba presente en mi sangre, pero sospecho que era uno de los componentes que se evaluaba. De cualquier forma, no conocería el resultado. Las personas en este estudio no reciben retroalimentación. La razón es evitar la ansiedad innecesaria, toda vez que no existe manejo médico (esto es, tratamiento).

La ansiedad puede ser una emoción inútil, sin embargo, sentí su presencia. De repente cada palabra o nombre que olvidaba, cada vez que la mente se me ponía en blanco, se me convertía en un signo de mal agüero. Quisiera recordar qué edad tenía mi madre cuando comenzaron sus síntomas, pero entonces, yo vivía en el norte de California y sólo la veía periódicamente durante el año. En esos momentos, como dije anteriormente, pensé que ella se repetía a sí misma y les pedía a otros que repitieran las conversaciones porque no prestaba la suficiente atención. Sin embargo, hasta donde recuerdo, creo que ella demostró sus primeros síntomas a la edad de 73, mi edad actualmente. Así que me aseguro de prestar mayor atención a lo que se dice a mi alrededor y mentalmente me felicito cuando recuerdo algo rápidamente. Aun, si considero que una conversación es irrelevante y no vale la pena recordarla, me concentro en ella de todas maneras. ¡Y de veras me concentro!

Al consultar de nuevo mis notas, volví a leer un informe del doctor Gary Small, director del Centro de Longevidad y Envejecimiento de la Universidad de California en Los Ángeles, quien dice: “La idea de que el Alzheimer es totalmente genético e inevitable es, tal vez, la mayor equivocación en relación con esta enfermedad. Ahora los investigadores saben que el Alzheimer, tal como las enfermedades del corazón y el cáncer, se desarrolla durante décadas y puede estar influenciado por factores del estilo de vida como el colesterol, presión sanguínea, obesidad, depresión, educación, nutrición, sueño y actividad mental, física y social" [31].

De hecho, los mismos factores de riesgo que contribuyen a la enfermedad cardiovascular, como el exceso de peso, diabetes tipo 2, hipertensión, fumar, falta de ejercicio, colesterol LDL alto y colesterol HDL bajo, también contribuyen a la demencia. De acuerdo con el doctor Small, tener sobrepeso en la mediana edad duplica el riesgo de demencia y la obesidad cuadruplica los riesgos [32]. Tanto la diabetes como la hipertensión aumentan el encogimiento del cerebro y la presión alta causa el deterioro de mielina. La salud del corazón está fuertemente asociada con la salud del cerebro.

El doctor Small y muchos otros están de acuerdo con esta opinión: la prevención es la única cura disponible hoy en día. Aquí mismo y ahora podemos prevenir el Alzheimer. Hasta la mitad de los riesgos de la enfermedad de Alzheimer están potencialmente bajo nuestro control.

Estamos viviendo un periodo de cambio histórico al tener la posibilidad de hacer algo que nuestros antecesores nunca imaginaron. Para las generaciones anteriores, como la de mis abuelos, la demencia no fue una preocupación; la expectativa de vida era más corta y la mayoría de personas no enfrentaban el mayor riesgo que trae la vejez. Para mi padre, los problemas del corazón fueron siempre su principal preocupación, y pienso que él en realidad se sorprendió con el deterioro mental que lo dominó casi al final de su vida. Su grupo de edad nunca tuvo en consideración la necesidad de prevenir. Mi mamá ha vivido mucho más con su demencia, y aunque ella estuvo en el grupo de edad que se trató con medicamentos, infortunadamente éstos hicieron muy poco y se suministraron muy tarde para ayudar. Pero aquellos que ahora somos mayores, podemos aprovechar los numerosos estudios e informes que por primera vez se aventuran a decir que podemos evitar la demencia. (Para aquellos que todavía son *baby boomers*, existe la posibilidad de eliminar el Alzheimer en su futuro).

Yo comencé a hacer otros cambios para empezar a luchar. De las estrategias proactivas clave para la prevención como el ejercicio, la nutrición, las conexiones sociales significativas y la estimulación mental, solo la primera de la lista, el ejercicio, no estuvo en la historia de mamá. Sí, mi madre caminó mucho, pero para ella y otros que deambulaban, o quienes caminaban para reducir la agitación, el ejercicio fue probablemente como los medicamentos que les dieron, demasiado poco, demasiado tarde.

Pero ahora hablamos de ejercicio, sobretodo caminar, para prevenir el Alzheimer y se le reconoce con frecuencia como "lo mejor que usted puede hacer por su cerebro". La evidencia de que la actividad física es beneficiosa para el cerebro procede de una cantidad de estudios epidemiológicos de gran escala y de una variedad de expertos en medicina. A pesar de esto, se reporta un 60% de estadounidenses que no realizan actividad física regularmente y un 25% que nunca hace ejercicio [33].

"Si tuviéramos una píldora que hiciera lo que hace el ejercicio, sus ventas avergonzarían a las del Viagra", dice Laura L. Carstensen, directora del Centro para la Longevidad de Stanford y autora del libro *A Long Bright Future*. "La última investigación demuestra que el deterioro cognitivo no es inevitable. Claro, el volumen del cerebro se reduce un poco. Pero el cerebro continúa formando nuevas neuronas y afinando las conexiones neuronales mientras permanecemos vivos" [34].

Kirk Erickson, profesor asociado de psicología en la Universidad de Pittsburgh, está de acuerdo en que el ejercicio es bueno para el cerebro. Él dijo: "Vemos cambios en las regiones del cerebro que tradicionalmente muestran disminución y deterioro más adelante en la vida. Infortunadamente, el cerebro se reduce a medida que envejecemos. Pero la investigación ha demostrado que el cerebro permanece bastante modificable en la edad avanzada. Y el ejercicio es una de las formas de modificarlo". Erickson debe saberlo. Él fue uno de los autores clave de un estudio, en personas sin demencia, con edades de 60 a 79 años que caminaban vigorosamente tres veces a la semana. Después de un programa de 6 meses, el aumento del tamaño del hipocampo y de los niveles del factor neurotrófico derivado del cerebro, FNDC, fueron comparables con aquellos que se encontraron en las personas casi dos años más jóvenes. Erickson dijo: "Esta fue la primera vez que fuimos capaces de demostrar que usted realmente puede aumentar el tamaño del hipocampo" [35].

¿Cómo cambia el ejercicio el cerebro? El ejercicio libera más proteína de la memoria llamada FNDC y de esa manera estimula el flujo de sangre al cerebro. Esta proteína es un factor de crecimiento que estimula la formación de nuevas neuronas en el hipocampo, repara el daño de las células y fortalece las sinapsis. Con el aumento del tamaño del hipocampo, el FNDC sirve para moderar el daño o reducción causados por la depresión y/o la demencia. Posiblemente, también protege de la toxicidad del betamiloide y preserva la cognición en los adultos mayores.

De igual manera, el ejercicio ayuda a mejorar los niveles de HDL, la forma del colesterol que es esencial para el funcionamiento del cerebro. John Medina, un profesor adjunto de bioingeniería de la Escuela de Medicina de la Universidad de Washington y autor de *Brain Rules*, sugiere que el ejercicio aeróbico puede activar el proceso. Él dice, "También disminuye el riesgo de Alzheimer en su vida a la mitad y su riesgo de demencia general en un 60% [36].

Los expertos están de acuerdo en que el ejercicio puede empezar a cualquier edad. Erickson dice que su estudio "fue como si hubiésemos retrocedido el reloj. Prueba que ejercitarse aun en la edad adulta, así nunca antes se haya sido activo, no es en vano. Las personas deben saber que la demencia no es inevitable".

Las personas como yo también se alegrarán de saber que la recomendación de la Asociación Americana del Corazón (AHA, siglas en inglés) de realizar ejercicio moderado durante 30 minutos, al menos 5 días a la semana, produce el máximo beneficio en aquellas personas con el riesgo más alto de inicio tardío de la enfermedad de Alzheimer, las personas con el APOE e4. De acuerdo con el primer informe publicado en el 2012 "aquellos que consiguen o exceden las pautas de la AHA reducen los depósitos de amiloide en el cerebro a niveles similares a los personas sin el gene APOE e4" [37].

Otra ventaja más del ejercicio consiste en que al igual que la meditación, puede reducir la hormona del estrés, el cortisol, que incide en la depresión y la ansiedad y daña las secuencias de la materia blanca del cerebro, interfiriendo en la comunicación entre las regiones. Yo tomo una clase de yoga por lo menos una vez a la semana y además hago meditación en mi rutina diaria lo que me da un beneficio adicional, pues según demuestra un estudio de la UCLA, la meditación aumenta los pliegues en la corteza cerebral lo que contribuye al procesamiento de información [38].

En el Capítulo 3, hice referencia a la dieta Mediterránea y presenté una lista importante de suplementos, especialmente las vitaminas B, la Vitamina D3, glutatión y ácidos grasos esenciales o AGEs y ácido Alfa Lipoico. He seguido tomándolos y ahora que tengo mayor información al respecto he hecho algunos cambios para actualizar mi lista nutricional:

- Agregué nueces crudas y semillas a mi dieta, como salmón salvaje una o dos veces por semana, y agrego aceite de oliva a las ensaladas que consumo diariamente para elevar mi nivel de AGEs, especialmente el omega-3, Ácido docosahexaenoico (DHA), que algunos estudios muestran que ayuda a reducir las placas beta amiloides [39].

- También eliminé la mayoría de proteínas animales de mi dieta. Hace tiempo había dejado de comer carne, excepto aves. Pero ahora las he dejado casi completamente, así como muchos productos lácteos, con el fin de reducir mi nivel de colesterol LDL.
- En vez de vino blanco, tomo vino rojo, por sus componentes antioxidantes, por lo general una copa al día a la hora de la comida. Un estudio demostró que tomar bebidas alcohólicas moderadamente, de una a seis veces a la semana, preferiblemente vino, puede *retardar* el avance del deterioro cognitivo leve a una demencia más seria en un 85%, en comparación con quienes no beben [40]. Otro estudió demostró que poca a moderada ingesta de alcohol puede *reducir el riesgo* de desarrollar demencia en un 54% comparado con los que no beben [41]. Los científicos consideran que el consumo moderado de alcohol aumenta el flujo sanguíneo al cerebro y puede evitar pequeños derrames cerebrales. Sin embargo, tomar alcohol tiene sus riesgos, y a aquellas personas que no acostumbran hacerlo se les sugiere no iniciar; consumir alcohol compulsivamente en la mediana edad triplica el riesgo de desarrollar la demencia al final de la vida [42].
- Además de consumir un mayor número de vasos de agua pura, tomo otras bebidas como café, té verde y de vez en cuando una taza de chocolate. Un nuevo estudio de la Universidad de Harvard sugiere que tomar 2 tazas de chocolate al día durante 30 días

mejora de manera significativa la memoria en los adultos mayores [43]. Tomar la misma cantidad, cerca de 500 gramos de café fuerte, al día, cuando se está en la mediana edad reduce el riesgo de Alzheimer en un 65% al final de la vida, según un amplio estudio realizado en Europa. La cafeína debe ser el componente clave en ambas bebidas. Y la Asociación de Alzheimer informa que solo una taza de té negro o verde a la semana reduce las tasas de deterioro cognitivo en personas mayores en un 37%, probablemente debido a sus antioxidantes.

- Me fue muy fácil agregar la onza de chocolate oscuro que se recomienda al día. El chocolate oscuro con un contenido de cocoa de al menos 70% está lleno de flavonoides, los mismos componentes benéficos de los frutos rojos, el vino rojo y el té. Además de mejorar el flujo sanguíneo al cerebro, algunos estudios aún en su etapa inicial, sugieren que éstos componentes pueden promover el desarrollo de nuevas neuronas, y mejorar las conexiones entre las neuronas. Por lo menos, aquellos que consumen mayor cantidad de chocolate dicen que se sienten más serenos y satisfechos.
- Aunque el chocolate oscuro es beneficioso en pequeñas cantidades, al parecer el azúcar no lo es. En un estudio de 141 personas con un promedio de 63.1 años, los niveles más altos de glucosa tuvieron un efecto negativo sobre la cognición y la memoria, aparentemente debido a la microestructura reducida del hipocampo [44].
- De vez en cuando tomo antiinflamatorios no esteroideos (AINE), como el ibuprofeno (ej. Advil) y naproxeno (ej. Aleve) para mi osteoartritis. Si mi madre los hubiera tomado más a menudo para su artritis reumatoidea, el efecto en la reducción de la inflamación en el cerebro la hubiera hecho menos propensa a desarrollar Alzheimer –antes de que la enfermedad se presentara y si no hubiese habido

historia familiar previa. (Sin embargo, el uso de los AINE a largo plazo puede tener otros efectos secundarios por lo cual no se recomienda) [45].

También debo mencionar que estoy evitando estas sustancias que posiblemente aceleran la demencia:

- Valium (uso en cambio Xanax o Ativan para la ansiedad)
- Bandryl, Sominex y otros que contienen difenhidramina, un anticolinérgico que neutraliza los transmisores como el acetilcolina, importante para el cerebro (mencionado previamente en el Capítulo 4)
- Medicinas para el hipotiroidismo, como la Prednisona y los corticosteroides (pueden deteriorar la memoria y causar confusión e irritabilidad)
- Nicotina (estrecha los vasos vasculares del cerebro)
- Alcohol (en exceso; la organización médica de Estados Unidos (AMA, siglas en ingles) dice que más de 14 tragos a la semana en los hombres y 7 tragos en las mujeres aumentan el riesgo).

Una vez que diseño y emprendo un plan de acción y hago todo lo que puedo para resolver el problema, generalmente puedo dejar de preocuparme. Cuando sigo los anteriores pasos me funcionan bien, en particular durante el día. Sin embargo, algunas veces en las noches, es diferente. Habitualmente duermo bien durante 7 a 8 horas en la noche y eso es bueno. Las células gliales del cerebro forman nuevas conexiones neuronales, recortan las viejas y afianzan el aprendizaje nuevo durante el sueño, y eliminan algunas de las células beta amiloides y tau.

Pero en esas ocasiones cuando estoy semi despierta, me es difícil volver a dormir si permito que inicie algún pensamiento. Unas noches después de mi entrevista en la UCSF me desperté y por alguna razón no podía recordar el nombre de un político famoso que lideró una marcha por la justicia social a través del puente *Golden Gate*. Ed y yo participamos en esa marcha, así como lo habíamos hecho en otras marchas por la paz, pero no tenía idea porque esta persona aparecía en mi cabeza, excepto que era medianoche, cuando los pensamientos extraños pueden ocurrir y de hecho ocurren. Tratar de recordar su nombre fue tan imposible como tratar de recordar un sueño en el que la "pantalla transparente" del mencionado psicólogo William James desciende entre los estados de sueño y de vigilia y bloquea el camino de regreso al sueño, sin importar qué tan fuerte se trate de penetrar en la pantalla. Por supuesto, posiblemente en esos momentos estaba experimentando, todavía medio despierta, ondas alfa del cerebro y no estaba completamente despierta en ondas beta. Cuando lo hice en estado de alerta finalmente recordé el nombre. En esas ocasiones cuando la palabra o la respuesta buscada por fin aparece en mi mente, se produce una sensación de liberación inmediata. Una neurona disparando a través de una sinapsis finalmente encuentra a la pareja correcta. Se logró una conexión, ¡Sí!

Aún, si mi memoria se congelara en la mitad de la noche, podía estar acostada por horas sintiendo que los temores nocturnos aumentaban con la idea de que ya sufría el deterioro cognitivo porque mi mente estaba en blanco, creyendo que estaba en algún estado de demencia y buscando en los abismos de la enfermedad de Alzheimer, su materia oscura que se tragaba y apagaba las luces más profundas de mi mente, una por una. En estas ocasiones, el horror de que yo quedara viva después de que mi mente muriera era lo peor que podía imaginar. Temía perder mi memoria y el sentido de mí mísma. Detestaba la sola idea de estar indefensa y la vergüenza de llegar a ser una carga física y financiera para mis hijos. En realidad, no hay palabras para describir apropiadamente mis sentimientos; ninguna es suficientemente poderosa. Cuando le comenté a Ed el terror que había sentido la noche anterior, dijo con tono burlón tratando de tranquilizarme: "Tu madre era varios años mayor que tú cuando empezó a tener problemas. Te queda un poco más de tiempo".

Afortunadamente, mientras algo del "tiempo que me quedaba" pasó y mi reacción a las pruebas de la UCSF se atenuó, no tuve más miedos nocturnos en relación con la pérdida de mi memoria. Por supuesto que mi capacidad de recordar era más lenta que cuando era más joven, pero estaba convencida de que en la medida que envejecemos, aun los cerebros normales toman más tiempo en hacer las conexiones entre las neuronas. De hecho, los análisis de recolección de datos recientes se preguntan si la razón para la evocación más lenta es la edad, o tal vez, la mayor cantidad y clase de información en el cerebro. Según la conclusión de un artículo del *New York Times* "No es que usted sea lento. Es que usted conoce mucho" [46].

Mis temores, aunque pasajeros, me confirmaron la mezcla de sentimientos y reacciones que muchos describen cuando interiorizan un diagnóstico de Alzheimer: dolor agudo y duelo pensando en la pérdida de su identidad y la ansiedad acerca del futuro. Algunos también pueden sentir enojo, rechazo e incluso vergüenza. El Alzheimer es una enfermedad incurable y quizás el paciente puede preferir no conocer el diagnóstico o la familia puede desear evitar que el paciente lo conozca. Sin embargo, puesto que los médicos clínicos tratan de diagnosticarla en las etapas iniciales, los pacientes informados tendrán el tiempo y la capacidad para tomar decisiones importantes acerca de su futuro.

En el "tiempo que me queda" ¿Qué puedo hacer para prepararme y tener una experiencia mejor que la de mi madre? Las lecciones que aprendí de su experiencia son el último regalo que ella me hizo. Quiero seguir su ejemplo y "no irme dócilmente", pero en vez de depender de las decisiones de otros, quiero hacer mis propios planes de manera cuidadosa, ahora mientras aún puedo,en caso de que no sea capaz en algún momento [47]. Por ejemplo, si soy incapaz de cuidarme por mí misma, no deseo permanecer viva artificialmente, ni continuar recibiendo tratamientos para la enfermedad, a pesar de que la tendencia de la medicina moderna es la de realizar cualquier clase de procedimiento para prolongar la vida por encima de otras consideraciones y a cualquier costo (incluido el financiero).

Lo más importante que puedo hacer de manera diferente a la de mis padres es tener una conversación con la presencia de nuestros cinco hijos al mismo tiempo, de tal manera que cada uno pueda entender mis deseos, hacer preguntas y ponerse de acuerdo en compartir sus esfuerzos en el cuidado que yo necesitara. Quiero que discutan abiertamente quien está dispuesto a asumir la responsabilidad de tomar las decisiones financieras y presentar los informes de dinero y otros a los demás. Ed y yo tenemos un fideicomiso familiar y un albacea de nuestra sucesión, pero necesitaría que uno de los hijos tenga el poder notarial si yo sobrevivo a Ed.

Para ayudarlos cuando llegue el momento, planeo poner todo en un folder que contenga mi información personal vital para que ellos puedan consultarla, como la siguiente [48]:

- Mi mandato de representación
- Mis instrucciones para las decisiones del cuidado de salud
- Los nombres de mis médicos y la información de contacto
- Una lista de mis actuales medicamentos y las dosis
- Una lista de las medicinas que me causan alergia
- Claves y registros de la cuentas financieras y otras cuentas
- Información de los seguros
- El permiso para la autopsia que firmé para el estudio de investigación
- Preferencias para mi obituario y servicios funerarios para liberarlos de esos detalles

- Una lista de personas a quienes contactar cuando fallezca
- Un testamento de mis posesiones personales, tales como mis joyas

Sin embargo, a pesar de mis planes y buenas intenciones, me siento una persona culpable de lo que Ernest Becker llamó "La negación de la muerte", en su libro que obtuvo el premio Pulitzer de 1974, porque hasta ahora he postergado estas recomendaciones. Pero creo que si podemos discutir estos temas de manera abierta y honesta podemos evitar el secreto y los desacuerdos que infortunadamente mis hermanos y yo tuvimos.

Aunque parece muy pesimista discutir estos temas, las estadísticas muestran que es realista estar preparado. Como las cifras aumentan y no disminuyen, muchas más personas morirán de la enfermedad de Alzheimer en el futuro. De acuerdo con la Asociación de Alzheimer, se calcula que el 61% de las personas con 70 años y que tienen Alzheimer morirán dentro de una década, en comparación con el 30% del mismo grupo de edad sin la enfermedad y uno de cada tres adultos mayores morirá con Alzheimer u otra clase de demencia.

Mucha gente de mi edad hace dos preguntas cuando sabe que alguien murió: ¿Qué edad tenía él o ella? Y ¿Cuál fue la causa de su muerte? Estas son las dos incógnitas definitivas. Pero ahora yo tengo que agregar otra pregunta sin respuesta: ¿Tengo la combinación del gen APOE e4 que *puede conducir a* la enfermedad de Alzheimer? Vivo con esa duda ahora, pero ¿no estamos todos, de una u otra manera, viviendo con dudas?

En los últimos años, Ed y yo hemos perdido muy buenos amigos. Enfrentados a preguntas de nuestra propia mortalidad, escribí este poema, *Hablando de la muerte*:

Estamos ahora hablando de la muerte, mi esposo y yo.
Estamos en una edad en la que muchos de nuestros amigos están muriendo,
Algunos, lenta y dolorosamente,
Otros, espantosamente y de repente.

Debemos hacer planes.
Hablamos sobre aquello que haría quien sobreviva.

De todas las preguntas que nos hemos hecho de la Vida,
Estas son de las últimas incógnitas que nos quedan:
¿Dónde viviría uno de nosotros?

¿Es mejor vender nuestra casa? ¿Comprar un apartamento?
¿Vivir solo o ir a una casa de retiro?
¿Hay suficiente dinero para mantener el futuro de uno de nosotros?

Pero estas son las preguntas más fáciles.
Ya hemos tomado algunas decisiones más difíciles.
Hemos adquirido un lote en el cementerio para él, y
Hemos acordado que las cenizas de ella también estarán allí.
¿Con qué vestidos lo enterrarán a él?
¿Dónde nos velarán?
¿Quién dirá nuestras elegías y quien vendrá?

No hacemos preguntas sobre la Muerte en sí misma,
¿Cómo y cuándo llegará?
Oscuros y solitarios misterios
Para reflexionar profundamente en una insomne noche.
Será mucho más fácil para nosotros si morimos juntos,
Víctimas de un accidente automovilístico o aéreo,
Unidos en la muerte, evitando el duelo y la soledad
Y las preguntas que ya no importan.

La mayor parte de mi carrera profesional como profesora fue en psicología del desarrollo. Quise estudiar el proceso de cambio durante el ciclo de vida en personas normales a medida que ellas crecían y evolucionaban física, mental, emocional y espiritualmente. Pensé que la vida estaba dividida en etapas, cada una de ellas abierta a una experiencia más completa y amplia de enriquecimiento. ¿No es acaso irónico que mi última investigación en vida sea precisamente sobre lo opuesto?

Sin embargo, en "el tiempo que me queda", tengo grandes esperanzas de que los numerosos científicos que trabajan en muchas áreas de investigación resuelvan por fin el misterio de la enfermedad de Alzheimer y una vez se conozca la causa, sea posible erradicarla. Veo el futuro con optimismo, como lo explicaré a continuación.

CAPÍTULO OCHO: MIRANDO AL FUTURO

Datos, últimos avances y estrategias

Como he venido diciendo, la enfermedad de Alzheimer no es parte del envejecimiento normal. Pero, ¿es posible que estemos en peligro de que se convierta en "lo normal" debido a que vivimos más tiempo y, por lo tanto, estamos expuestos a un riesgo prolongado? Cada día, miles de personas desarrollan Alzheimer. En el año 2013, cada 68 segundos se diagnosticó un nuevo caso. A no ser que se den avances médicos, en el 2050 se presentará un nuevo caso cada 33 segundos, triplicándose así la cifra actual de 5´400.000 pacientes de Alzheimer a una de 11 a 16 millones, solamente en los Estados Unidos.

Las cifras a nivel mundial muestran qué tan enorme y generalizado es el problema. La Asociación de Alzheimer estima que en el mundo cada cuatro segundos se diagnostica una persona con la enfermedad. La Federación Mundial de Alzheimer, en el primer encuentro de los líderes de países del G8 en el cual se realizó una cumbre sobre la demencia en el año 2013, estimó que 44 millones de personas sufren de demencia en el mundo, cifra que fue de 35 millones en el 2010. Se cree que en el 2050 el número de casos será de 135 millones. La Organización Mundial de la Salud y los Centros para el Control y Prevención de la enfermedad registran proyecciones similares. Dadas estas cifras, muchos consideran que estamos enfrentando una "bomba de tiempo" de una epidemia inminente y una crisis de atención de la salud sin precedentes, especialmente en áreas de ingresos bajos y medios. Un esfuerzo internacional busca nuevas formas para tratar, retrasar y prevenir el Alzheimer.

De la misma forma como aumentan las cifras de afectados también lo hacen los costos. Harry Johns, Presidente y Director ejecutivo de la Asociación de Alzheimer (AA, siglas en inglés), señala que los costos económicos de la enfermedad de Alzheimer compiten con la destrucción humana que ésta causa. La AA calcula que los costos mundiales del tratamiento de la demencia fueron de 604 mil millones de dólares en el 2010 y se estima que sobrepase el billón de dólares en el 2050. En los Estados Unidos, la Asociación registra los costos del cuidado de personas con Alzheimer y otras demencias en 214 mil millones de dólares anuales, que incluye 150 mil millones para *Medicare* y *Medicaid**. El total de costos en Estados Unidos se proyecta en 1.2 billones de dólares anuales en 2050.

Los legisladores en Estados Unidos han empezado a tomar conciencia. La senadora Susan Collins del Estado de Maine, la más importante del partido Republicano en el Comité sobre Envejecimiento en el Senado, dijo recientemente en diciembre de 2013, en entrevista para el Boletín de la AARP** (siglas en inglés), "Estoy totalmente convencida de que debemos hacer una inversión mucho mayor en investigación de la enfermedad de Alzheimer...Estamos gastando 200 mil millones de dólares al año en el cuidado de personas con la enfermedad, de esa suma 142 mil millones son de *Medicare* y *Medicaid*, y sin embargo, invertimos insignificantes 500 millones en investigación. Eso no tiene sentido en lo absoluto"[49].

* **Medicare** es un seguro médico para personas mayores de 65 años. **Medicaid** es un programa federal y estatal conjunto que ayuda con los costos médicos a algunas personas de ingresos y recursos limitados. Medicaid también ofrece beneficios que, en general, Medicare no cubre, como servicios de cuidados en asilos de ancianos y cuidados personales. https://es.medicare.gov/

**Asociación sin ánimo de lucro que ayuda a personas mayores de 50 años a mejorar su calidad de vida. http://www.aarp.org/espanol/

Estos 500 millones de dólares que mencionó la senadora Collins son insignificantes en comparación con los 6 mil millones de dólares que se presupuestaron para el cáncer, 5 mil millones para enfermedades del corazón y 3 mil millones para SIDA/VIH. Los costos y el número de muertes debido a otras enfermedades han disminuido: entre el 2000 y el 2010, las muertes por cáncer de la próstata disminuyeron un 8%; por enfermedades del corazón 16%; por derrame cerebral 23%, y por el VIH, 42%. Las cifras de la enfermedad de Alzheimer solo han aumentado. En ese mismo periodo de 10 años se incrementaron en un 68%[50]. Como lo mencioné anteriormente, el Alzheimer se reconoce ahora como la tercera causa principal de muerte, sin embargo, antes se presentaba un subregistro del número de casos en los certificados de defunción.

En el 2014 el presidente Obama firmó una ley en la que otorgó un aumento sin precedentes de 122 millones de dólares en el presupuesto designado para la investigación, educación, divulgación y apoyo a los cuidadores de Alzheimer, el incremento más grande que jamás se haya otorgado, aunque todavía, se considera insuficiente. No obstante, la Ley de Protección al Paciente y Cuidado de Salud Asequible (PPAGA, siglas en inglés), conocida como *Obamacare*, también proporciona ayuda. En un correo electrónico que recibí de Dianne Feinstein, Senadora por California, el 14 de marzo de 2014, dice que esta ley no solo permite que aquellas personas con preexistencia de inicio temprano de Alzheimer compren un seguro de salud asequible, sino que también le da derecho a los beneficiarios del *Medicare* de realizarse una evaluación de la función cognitiva, dando así la posibilidad a los adultos mayores de detectar el Alzheimer lo más pronto posible.

Se está dando un cambio significativo del enfoque de tratamiento al enfoque de prevención. Hoy en día se reconoce que en el pasado los tratamientos no tenían éxito, en parte porque empezaban muy tarde; los problemas de memoria y razonamiento empezaban décadas antes de que los síntomas se manifestaran. El nuevo énfasis en prevención se facilita por el hecho de que ahora la detección temprana a través de biomarcadores ha hecho posible evaluar el riesgo que tiene una persona en las fases más tempranas de la enfermedad. Un estudio a nivel mundial que evalúa una variedad de marcadores presintomáticos en 128 personas predispuestas genéticamente, detectó una disminución en los niveles del líquido cefalorraquídeo, la cual precede a la formación de placas beta amiloides, 25 años antes del inicio previsto de los síntomas[51]. Las placas aparecen más tarde en los escáneres del cerebro, 15 años antes de que los problemas de la memoria se tornen evidentes. Se han detectado precursores similares de 15 años por la presencia de tau y por la reducción de las estructuras clave del cerebro. Naturalmente, estudios de prevención se orientan hacia aquellos que se sabe que tienen riesgo genético, lo que nos da esperanza, a mí, y a otros millones de personas que seguramente están preocupadas por la predisposición genética o por los síntomas tempranos de pérdida de memoria.

Hasta ahora una de las grandes subvenciones federales para estudios de prevención, 33.2 millones de dólares, fue asignada para evaluar a personas saludables, con edades entre 60 y 75 años, que tienen dos copias del gen APOEe4, la variable que establece que tienen hasta 14 veces más probabilidades de tener la enfermedad de Alzheimer [52].

El doctor Lennart Mucke, director del instituto Gladstone de la UCSF, dice “Una de las áreas menos investigada y explotada en la investigación del Alzheimer es el APOE -ésta es una clave de la naturaleza sobre cómo evitar la enfermedad”[53]. Sin embargo, como otras claves, el APOE es engañoso. Aunque está claramente asociado con la forma más común del Alzhheimer, el Alzheimer tardío, LOAD, no todos quienes tienen Alzheimer poseen el alelo APOE e4.

Desentrañar el rol de los genes e identificarlos es un paso fundamental. De esta manera, los científicos podrán establecer la interacción de los factores genéticos con el estilo de vida y los factores ambientales. El objetivo, aún más importante que desarrollar medicinas y tratamientos, es prevenir y detener la enfermedad de Alzheimer. De hecho, estudios genéticos recientes muestran claves interesantes:

- Un equipo del Centro médico de la Universidad de Columbia, liderado por el Premio Nobel Dr. Eric Kandel, analizó un determinado gen en el hipocampo, que cuando deja de funcionar correctamente, produce menos cantidad de una proteína clave, conocida como RbAp48, en personas mayores, causando pérdida de la memoria asociada con la edad. El estudio publicado en la revista *Science Transnational Medicine* muestra que cuando se suministra la proteína RbAp48 a ratones, la pérdida de la memoria normal puede ser revertida, lo cual demuestra que la pérdida de la memoria por la edad es diferente a la enfermedad del Alzheimer y es tratable. "Es la mejor evidencia hasta ahora", dice el Dr. Kandel [54]. Hasta que se logre desarrollar una pastilla, las terapias que se sugieren para estimular la proteína son el ejercicio (tanto físico como cognitivo) y los suplementos vitamínicos.
- Un mutación genética que conduce a la acumulación de la proteína tau en el cerebro ha sido invertida por un grupo de científicos del Instituto Gladstone de la UCSF. Para ello, utilizaron las propias células de la piel del paciente, las revirtieron al estado de células madre y luego las convirtieron en neuronas para destruir el nocivo tau [55].
- El Instituto Gladstone de la UCSF también es noticia con la hormona "antienvejecimiento" llamada Klotho (denominada así por el Destino en la mitología griega), codificada por una variable del gen KL-VS. Desde que

se conoció que Klotho promueve la longevidad, los investigadores se preguntan si también puede prevenir el deterioro cognitivo que se produce con el envejecimiento. Infortunadamente, las 700 personas que participaron en el estudio, con edades entre 52 y 85 años, tuvieron tanto deterioro cognitivo a través del tiempo como el grupo de control que no usó Klotho, pero *sí tuvieron* mejor desempeño independientemente de la edad porque parecía que Klotho mejoraba su reserva cognitiva. Otros experimentos posteriores con ratones demostraron que Klotho aumentaba la proteína GluN2B que fortalece las conexiones sinápticas [56].

- En un estudio de la Universidad de Stanford y de la UCSF relacionado con el tema anterior, se les dió sangre de ratones jóvenes a ratones viejos y se demostró que esta transfusión ayudó a los ratones viejos a desempeñarse mejor. Ahora la pregunta es si hay más Klotho en la sangre joven de humanos y ratones [57].
- Recientemente, el noticiero CBS informó que se descubrieron once nuevas variables de genes relacionadas con Alzheimer en el más amplio análisis genético de esta enfermedad que se haya realizado hasta el momento, duplicándose así el número de las variables de genes conocidas de 11 a 22. Los investigadores realizaron escáneres de cerebro de 74.076 adultos mayores voluntarios provenientes de 15 países, con y sin la enfermedad de Alzheimer. Aunque el APOE e4 todavía tiene fuerte impacto en el riesgo, una de las más recientes variables genéticas descubierta, conocida como HLA-DRB5/DRB, se considera de especial interés. Se encuentra involucrada en un área que controla la interacción de

los glóbulos blancos, demostrando una vez más la participación del sistema inmunológico en la enfermedad de Alzheimer, como sucede en la esclerosis múltiple y Parkinson [58].

- El 12 de febrero de 2014, la Asociación de Alzheimer y dos grupos de la enfermedad de Parkinson (la Fundación de Michael J. Fox y la Fundación W. Garfield Weston de Canadá) anunciaron su ofrecimiento de compartir becas de investigación para estudiar y comparar estas dos enfermedades degenerativas, que juntas afectan a seis millones de estadounidenses, con la esperanza de conducir a diagnósticos más tempranos y dirigir los tratamientos hacia ambas enfermedades.

Varios avances en otras áreas de investigación también parecen ser muy alentadores. Entre estos, hay estudios que analizan el rol de las proteínas, la estructura del cerebro, y la insulina en el desarrollo de la enfermedad de Alzheimer:

- Un artículo reciente que apareció en el *The Journal of Neuroscience* señala la participación de una proteína llamada C1q en el desarrollo de la enfermedad de Alzheimer y de otros trastornos del cerebro. Aunque generalmente el C1q constituye parte natural de la respuesta inmune, científicos de la Universidad de Stanford descubrieron recientemente que la C1q se acumula cerca de la sinapsis en niveles mayores en el tejido más viejo, tanto de ratones como de humanos y puede destruir la sinapsis si la respuesta inmune se desencadena por alguna razón. La C1q es ahora otra proteína que se convierte en un objetivo potencial como lo son la beta amiloide y tau. Se están realizando esfuerzos para desarrollar medicinas que logren detener la reacción inmune asociada con la C1q [59].
- Otro estudio de la Universidad de Stanford analizó el rol de la proteína llamada beclin en el desarrollo de la enfermedad de Alzheimer. Beclin sirve para reciclar las

células inmunológicas llamadas microgliales que limpian el cerebro de invasores extraños y de residuos destructores antes de que éstos destruyan las neuronas. Si no se cuenta con suficiente beclin, el reciclaje de las microgliales se disminuye. Beclin se considera también un objetivo importante de la investigación para otras enfermedades del cerebro, como el Parkinson [60].

- En la Universidad de California en Irvine, Matthew Blurton-Jones considera que la pérdida sináptica tiene más correlación con el deterioro cognitivo en el Alzheimer. Él está utilizando células madres modificadas para enviar proteína terapéutica (Factor neurotrófico derivado del cerebro, FNDC) para fortalecer las sinapsis. Hasta ahora, los resultados en ratones demuestran que la cognición mejora, en las pruebas de aprendizaje y de la patología de la enfermedad modificada [61].
- Investigadores de la Universidad de California en Davis utilizaron resonancia magnética para examinar los cerebros de 102 personas normales con un promedio de 73 años. Después de un periodo de 5 años de realizar repetidamente los escáneres, cerca del 20% de las personas comenzaron a demostrar síntomas de Deterioro cognitivo leve o de Alzheimer. Las diferencias entre ellos y las personas normales fueron cambios en el fórnix, un órgano que lleva los mensajes hacia y desde el hipocampo. Es posible que las claves del deterioro cognitivo futuro puedan predecirse a partir de la degeneración del fórnix [62].
- Un estudio bastante particular está probando los niveles de insulina en el cerebro, después de descubrir que las personas con prediabetes tienen bajos niveles

de insulina en el cerebro a pesar de tener altos niveles en la sangre. Hasta ahora el incremento de los niveles de insulina en el cerebro con aerosol nasal ha tenido buenos resultados en personas con Deterioro cognitivo leve o Alzheimer temprano. Los receptores de insulina en el cerebro también pueden influir en las beta amiloides y la inflamación, así como los niveles de cortisol que son sensibles a la insulina [63].

La detección más temprana sería un componente crítico clave para cualquiera de estos estudios. Si el Alzheimer pudiera ser detectado y diagnosticado temprano -a sabiendas de que el tratamiento preventivo estuviera disponible antes de que cualquier síntoma apareciera- un mayor número de personas estaría dispuesto a realizarse las pruebas para un diagnóstico temprano. Hasta ahora esa herramienta de diagnóstico no existe, pero la búsqueda está en curso.

Un nuevo enfoque consiste en una prueba de sangre muy precisa como en la que está trabajando un equipo de la UCLA. En abril de 2014 ellos compararon una prueba de sangre basada en *microarray*, de 44 personas con la enfermedad de Alzheimer con un grupo control de 53 personas emparejado por la edad. La prueba fue precisa para todos los pacientes con Alzheimer pero dio un falso positivo a tres del grupo control, para una precisión total del 95%. Hasta la fecha la prueba es esperanzadora y en el futuro será útil para diagnosticar el Alzheimer 2 ó 3 años antes del inicio de los síntomas [64].

En términos de tratamiento futuro, un equipo de investigadores de Stanford liderados por el Dr. Ada Poon, ha desarrollado implantes diminutos del tamaño de un grano de arroz, que pueden controlarse de forma inalámbrica para estimular los impulsos eléctricos en áreas muy profundas del cuerpo. Los científicos y otras personas esperan que este nuevo campo de investigación conocido como bioelectrónica o "*electroceuticals*" algún día pueda llegar a influir las neuroseñales para tratar anomalías en el sistema nervioso central, en enfermedades como Alzheimer, Parkinson y muchas más [65].

La enfermedad de Alzheimer es compleja. Al igual que otras enfermedades como las cardiovasculares y la diabetes tiene mayores posibilidades de ser causada por una combinación de factores, que incluyen los genes, el ambiente, y el estilo de vida como la educación, ocupación, el ejercicio, estrés y la dieta. Y así como ahora se conocen las causas de otras enfermedades complejas, las causas del Alzheimer se conocerán algún día, y los científicos podrán concentrarse en las intervenciones. Las inmunizaciones y los antioxidantes podrán ser de ayuda en el futuro, junto con el entrenamiento cognitivo para construir reservas en el cerebro a medida que las personas van aprendiendo la utilización efectiva de las interacciones sociales, las capacidades linguisticas, las ocupaciones y el tiempo libre.

Hasta que llegue ese momento, los avances en el tratamiento y cuidado de los pacientes deben continuar. Éstos deben tener en cuenta que la mayoría de los adultos mayores prefiere estar en sus propios hogares, donde están rodeados de los recuerdos de sus vidas; los programas como "Permanecer en el sitio" utilizan el concepto de servicio de conserjería para adultos mayores como el desarrollado en *Beacon Hill Village*, Boston. Con la ayuda de voluntarios locales, vecinos, policía para la seguridad y otros ayudantes, los adultos mayores pueden contar con el transporte, el envío de la alimentación y medicina y una variedad de otros servicios mientras se "envejece en casa". Además de ofrecer la tranquilidad mental que ofrece el vivir en la casa, este enfoque es mucho más asequible financieramente que una residencia para adultos mayores y es tan popular que se está esparciendo a otras ciudades como la *Red Village to Village*. Otras familias están aprendiendo a usar la nueva tecnología para monitorear a los padres que desean permanecer en sus propios hogares, verificando por control remoto aspectos como la toma de las medicinas.

Los centros de cuidado de adultos mayores ofrecen muchas actividades para aquellos que viven en casa de manera independiente o que lo hacen bajo el cuidado de los miembros de su familia. Como miembro de un gran grupo de voluntarios conformado para ayudar a adultos mayores, visité recientemente el centro geriátrico diurno, establecido en 1978, en el que ofrecemos nuestro apoyo. En un día cualquiera, 60 de 150 adultos mayores registrados se hacen presentes de 8:30am a 4:30pm para recibir los beneficios que incluyen ejercicios, terapias vitales, socialización, artes y manualidades y una comida nutritiva y refrigerios. Estos centros hacen más que proveer paseos y apoyo a los pacientes con Parkinson, Alzheimer y demencia, ofrecen un día de relevo valioso a los cuidadores de la familia.

Los desafíos diarios del cuidado en el hogar cobran un precio muy alto de estrés físico y emocional de los cuidadores. La Asociación de Alzheimer estima que el último año, 15.4 millones de miembros de familia o amigos cuidaron 7 de cada 10 pacientes que estaban en diferentes etapas de Alzheimer u otras demencias. Ellos proporcionaron 17.5 mil millones de horas de cuidado en el hogar sin recibir pago, equivalente a 216.4 mil millones de dólares. Solamente el 47% pudo mantener su trabajo normal remunerado; no es de sorprenderse, que el 70% reportara que sus finanzas se habían deteriorado, y el 60% que su estrés emocional era muy alto. La depresión fue reportada por más de la tercera parte, y se ha aumentado entre los cuidadores, la baja inmunidad y vulnerabilidad a las enfermedades, como la hipertensión y los niveles altos de insulina. Bastante se ha escrito acerca de la necesidad de que los cuidadores también reciban atención.

Existen otras opciones para aquellos que no pueden, o no quieren aceptar el aumento de dificultades que tiene el cuidado en el hogar en la medida que aumentan las necesidades del paciente. Cada una de esas opciones ofrece un nivel cada vez más alto de supervisión y tratamiento.

Como en el caso de mi madre, las residencias para el cuidado de adultos mayores similares a aquella en que vivió por 2 años ofrecen estadía, alimentos y alguna asistencia en las actividades básicas de la vida diaria. Luego, su siguiente paso fue trasladarse a la unidad de cuidado de memoria donde además contó con asistencia vigilada y atención extra; allí mamá pasó 5 años. Su estadía final ha sido en el hospital que ofrece cuidado de largo plazo, que incluye 24 horas de monitoreo, enfermeras especializadas y asistencia médica para pacientes que no son capaces de cuidarse por sí mismos.

En cualquiera de estas opciones, las licencias de funcionamiento requieren que la instalación ofrezca los requisitos básicos de seguridad, entre los que se incluye la reglamentación estatal contra incendios. El personal, que se selecciona después de un cuidadoso análisis de sus antecedentes, debe ser especialmente entrenado y se le deben ofrecer programas de educación continua para manejar en particular los desafíos específicos de la demencia y el Alzheimer. La familia debe consultar cómo se manejan las necesidades médicas, dentales y de visión, así como aquellas sobre la limpieza y seguridad, comodidad, alimentos, actividades y costos. Obviamente, los pacientes no deben ser tratados como víctimas en una bodega ni estigmatizados con etiquetas. El cuidado no debe ser como se ha mencionado "impersonal, discontinuo e impreciso".

Muy tarde aprendí que el cuidado institucional en el que todos los pacientes se tratan de manera similar no es la única opción. El cuidado personalizado de los ancianos ya existe, aunque es más difícil de encontrar. En 1997 Thomas Kitwood, un psicólogo social británico, publicó su último libro, *Dementia Reconsidered: The Person Comes First*, en el que enfatiza que se debe dar un trato más atento y con mayor sensibilidad a los pacientes con Alzheimer sobre la base de que ellos pueden sentir una variedad de emociones, entre otras la alegría. Su diagnóstico no debe encasillarlos. Las ideas de Thomas Kitwood se han aplicado principalmente en Europa, y más recientemente en los Estados Unidos, en particular en el *Beatitudes Campus*. Este es un centro para jubilados cerca de Phoenix, Arizona, que ha sido descrito como "la incubadora de un modelo holístico de cuidado". El director, Tena Alonzo, dice "Cuando usted tiene demencia, nosotros no podemos cambiar su forma de pensar, pero podemos cambiar la forma como usted siente" [66].

Se puede hacer mucho para mejorar la experiencia de la típica residencia de cuidado de adultos mayores, incluso permitir más risas y estas ideas para el futuro cuidado:

- Varios hogares para el cuidado de adultos mayores ya están incorporando computadores portátiles para el uso de los residentes. Sin embargo, muchos de los ancianos no son letrados en computador y tienen alguna dificultad aun en el aprendizaje de los juegos diseñados para mejorar la memoria. Pero el siguiente grupo etario, los *baby boomers*, serán capaces de disfrutar el uso de computadores porque ellos ya saben como usarlos y dependerán de su memoria procedimental de largo plazo para continuar haciéndolo. La Universidad de California en Irvine está utilizando juegos de computador para estimular nuevas conexiones entre las neuronas, basándose en la capacidad del cerebro para la plasticidad. Para aquellos que tienen más capacidades, los computadores portátiles y las tabletas pueden mejorar la cognición y las habilidades mentales así como los niveles de comunicación y socialización.
- El acceso al teléfono con funciones como las de Skype le permitirá a algunos pacientes tener vídeo conversaciones cuando deseen y los ayudará a sobreponerse a sus sentimientos de aislamiento y soledad.

- Cámaras portátiles como las desarrolladas por *Google* pueden ayudar a los pacientes con pérdida de memoria. Un artículo de *The Economist* de noviembre 16 de 2013, dice "La investigación muestra que los pacientes estimulados a repasar habitualmente sus vidas viendo una selección de fotos están en mejor posibilidad de recordar eventos o conversaciones importantes. Hay esperanza de que estos enfoques puedan sanar algunos síntomas de la demencia y de la enfermedad de Alzheimer y facilitar lidiar con ellas, tanto a los pacientes afectados como a sus cuidadores".
- Un reloj inteligente puede ser usado como teléfono o calendario, o inclusive como un sistema de localización GPS (siglas en inglés) para evitar que el usuario se pierda, sobretodo si hay un cuidador que le hace seguimiento.
- En vez de restricciones y sillas de ruedas, los centros de cuidado deben ofrecer más oportunidades para ejercitarse. Pequeños lotes donde los pacientes pueden hacer jardinería o cuidar plantas pueden proporcionar un ejercicio activo al aire libre. El voleibol de salón y el golfito se ofrecen en algunos centros geriátricos diurnos. Realizar ejercicios de estiramiento y yoga son excelentes para mejorar la flexibilidad y reducir el estrés por medio de la relajación pausada. La meditación, como lo dije anteriormente, incluso puede mejorar el procesamiento cognitivo.
- Tener mascotas, en algunos casos, puede ofrecer compañía y consuelo. La interacción con una mascota puede servir para estimular el cerebro. Un

hombre con Alzheimer que había perdido casi toda el habla, recupera parte de ella cuando está con su perro, como se puede ver en el vídeo de Youtube, "Mi padre con su perro", que ha atraído casi 6 millones de visitantes.

- Las paredes blancas y la pintura lavable, así como otras actividades preescolares para la creatividad pueden ser un buen modelo. La cerámica y los talleres de carpintería se pueden enseñar en los centros geriátricos diurnos junto con artesanías para hacer decoraciones para las festividades.
- La música tambien puede relajar y traer recuerdos de mejores tiempos de la juventud. Tocar el tambor puede ser una forma de expresión física. En algunos centros, como el programa de divulgación de las artes *Tidewater*, en Taos, tienen coros para sus residentes. Los momentos más felices de mamá durante los 5 años que vivió en la unidad de cuidado de memoria fueron cuando cantaba con el talentoso director de actividades que tocaba el teclado. Las letras de las canciones que memorizó hace mucho tiempo la transportaban varias décadas atrás.

En mi última visita a mi madre en la unidad de cuidados a largo plazo, me impresionó ver todo el personal de ayudantes, una trabajadora social, las terapistas de rehabilitación y para sorpresa un director de actividades, además de la presencia permanente de las enfermeras. Aunque mi madre todavía dormía la mayor parte del día en su silla de ruedas, a otros pacientes, más activos, los invitaban a celebrar las festividades (incluso los disfrazaban para el *Halloween*) y a paseos a algún casino cercano y al museo de cera. Grandes fotos a color de cada una de estas actividades forraban uno de los pasillos, y en otras paredes se exhibían reproducciones antiguas del famoso Norman Rockwell, así, en vez de un ambiente de hospital, un ambiente más jovial impregnaba la unidad de cuidados a largo plazo y las habitaciones individuales que tenían papel decorativo y cenefas de telas sobre las ventanas.

En el cuarto de mi mamá, mi hermano y su esposa habían colgado fotos de la familia así como lo habían hecho en otros cuartos donde ella había vivido. En esta ocasión también trajeron un radio con reproductor de discos compactos con un CD de Benny Goodman adentro. Pero, como mi padre hace 8 años, mi mamá no quería escuchar más canciones. Aun la música había perdido su encanto.

En mi reciente visita en julio de 2014, mamá estaba más delgada y su párpado izquierdo había caido. Ya que ese era su ojo bueno, no estaba segura de que pudiera reconocerme a primera vista cuando el asistente la empujó en su silla de ruedas hasta el comedor. Vi como, con un poco de ayuda, ella tomó sola un abundante almuerzo. Luego me senté a su lado en lo que parecía el cuarto de la televisión vacío mientras ella dormitaba después de comer. Finalmente, de vuelta a su cuarto, pudimos iniciar la visita; ella estaba todavía en su silla de ruedas, no en su cama. Mamá escuchaba cuidadosamente mientras yo rememoraba con ella cosas que solía hacer, como darnos un pedazo de chocolate los domingos en la tarde. Ahora era yo quien le daba algunos pedazos de chocolate de la caja que había traido para ofrecerle. Muchas de las palabras que intentaba decir no le salían correctamente, pero si dijo una frase muy clara:

Dijo, “pensé que ibamos a la casa ahora”.

Los sentimientos –deseos, esperanzas- no se van. Nuestras mentes tienen muchas capacidades además de la memoria –emociones, creencias, anhelos, deseos, intenciones y creatividad. Algún día reconoceremos que la personalidad no debe definirse solamente por su habilidad para recordar. Algún día habrá nuevas formas de ayudar a los ancianos con Alzheimer y otras enfermedades, formas que se enfoquen en la propia persona en vez de en la enfermedad y se fundamenten en un modelo que trate a cada uno con respeto, atención y dignidad.

Dado que el título de este libro viene del poema *No Entres Dócilemente* de Dylan Thomas, considero apropiado terminarlo con otra cita de un poema de Robert Browning. Estos versos son más optimistas:

¡Házte viejo conmigo!
Lo mejor está por venir,
El final de la vida, para el cual se hizo el principio...

Cuando seamos capaces de luchar exitosamente contra la enfermedad de Alzheimer y otras demencias, podremos hacer del final de la vida un tiempo de felicidad en vez de terminar por no irnos dócilmente.

AGRADECIMIENTOS

Agradezco especialmente a mi esposo, Ed, por su incansable apoyo y estímulo, y por la cantidad de veces que leyó pacientemente los borradores de cada uno de los capítulos, dándome excelentes consejos y a menudo identificando los errores. Agradezco a mi hija Karen Kirkbride por sus ideas y contribuciones al primer capítulo. A mi hijo Mark Hanley (qepd) quien me ofreció consejo en lo relacionado con la edición y el contenido del libro. Soy muy afortunada en contar con dos escritoras profesionales entre mis buenos amigos, Deanne Mincer y Marjorie Ford, quienes me orientaron y estimularon en el comienzo. Varios amigos que leyeron el borrador inicial de los primeros capítulos me alentaron a expresar mis sentimientos abiertamente, especialmente gracias a Judy McCormick, Stephanie Buch, Judy Jackson-Coebergh y Pat Critzer. Aquellos que leyeron el primer borrador finalizado se merecen una medalla por revisar un manuscrito a medio terminar, y a pesar de esto me ofrecieron retroalimentación positiva para continuar: especialmente Jerrine Barrett, Gerry Meloy y Marc Saunders. Para los lectores audaces que me dieron sus comentarios sobre la edición y sugerencias a ese primer borrador, estoy especialmente agradecida con MaryAnn Saunders, Vera Berg, Barrie Fairley, M.D. y el juez retirado, James Barton Phelps. Gracias también al estupendo equipo editorial por su gran colaboración.

Al Centro educativo y de referencia de la Asociación de Alzheimer (ADEAR, sigla en inglés) que ofrece información

confiable para familias y profesionales en
www.nia.nih.gov/Alzheimers
Al foro de investigación de Alzheimer que se encuentra
en www.alzforum.org.
Y por supuesto, a La Asociación de Alzheimer en www.alz.org
que es la puerta a múltiples servicios, apoyo y educación.
Cada uno de estos sitios es una fuente de información
útil y de excelente ayuda y de noticias de actualidad.

REFERENCIAS BIBLIOGRÁFICAS

Prefacio

1 R.Hitt y otros, "Centenarians: the older you get, the younger you have been", *Lancet* 354 (1999): 652.

2 Peter V. Rabins, MD, MPH, *The Johns Hopkins White Papers: Memory* (New York: Remedy Health Media, 2013), 30.

Capítulo 2: Aislada

3 Carla Persissinotto, MD, MHS, Irena Stiljacic, MA, y Kenneth Covinsky, MD, MPH, "Loneliness in Older Persons: A predictor of Functional decline and death", *JAMA Internal Medicine* 172 (2012):1078-84.

4 Cathy Alessi, MD, citada en Caroline Grannan, *Caregiver*, my.webmd.com/content/pages/5/4014_129.htm.

5 DE Barnes y otros, "Mid-life versus late-life depressive symptoms and risk of dementia", *Archives of General Psychiatry* 69 (2012): 493-98.

Mid-life versus late-life depressive symptons and risk of dementia: Differential effects for Alzheimer´s disease and vascular dementia.

Capítulo 3: Deficiencias

6 Peter V. Rabins,MD, MPH, ed., *Johns Hopkins Medicine: Alzheimer´s Outlook 2013* (New York: Remedy Health Media, 2013), 6.

7 Rabins, *Memory*, 22-23; 62-63.

8 T. Psaltopoulou y otros, "Mediterranean diet, stroke, cognitive impairment, and depression: A meta-analysis", *Annals of Neurology* 74 (octubre de 2013): 580-91, doi: 10.1002/ana.23944. Soni Lourida y otros, "Mediterranean diet, cognitive function, and dementia: a systematic review", *Epidemiology* 24 (2013): 479-89.

9 EE Devore, JH Kang, MM Breteler, F Goldstein, "Dietary intakes of berries and flavonoids in relation to cognitive decline", *Annals of Neurology* 72 (2012): 135-43.

10 F. Yang y otros, "Curcumin Inhibits Formation of Amyloid Oligomers and Fibrils, Binds Plaques, and Reduces Amyloid in Vivo", *Journal of Biological Chemistry* 280 (2005): 5892-5901.

11 Michael Ramscar, PhD, y otros, "The Myth of Cognitive Decline: Non-Linear Dynamics of Lifelong Learning", *Topics in Cognitive Science* 6 (enero de 2014), doi: 10.1111/tops.12078.

Capítulo 4: Encerrada

12 Cindy Barton, RN, MSN, “Hospitalization”, artículo presentado en el Seminario del Centro de investigación de memoria y envejecimiento de la Universidad de California en San Francisco (UCSF), San Francisco, 18 de marzo de 2014.

13 Sam Gandy, MD, PhD, citado en Steven Riesberg, “Anemia Might Raise Dementia Risk, Study Suggests”, http://consumer.healthday.com/senior-citizen-information-31/misc-aging-news-10/low-iron-might-raise-dementia-risk-study-suggests-678791.html

14 Rabins, *Memory*, 32-38.

15 Gary Small, MD, y otros, “Prediction of Cognitive Decline by Positron Emission Tomography of Brain Amyloid and Tau”, *Archives of Neurology* 69 (2012): 215, consultado el 15 de febrero de 2012, doi:10.1001/archneurol.2011.559.

16 Claudia H. Kawas, MD, “The Oldest Old: Findings from the 90+ Study”,
in *Alzheimer´s Outlook 2013*, ed. Rabins, 26.

17 Barry Reisberg, MD, y otros, “The global deterioration scale for assessment of primary degenerative dementia”, *American Journal of Psychiatry* 139 (septiembre de 1982): 1136-1139, www.ncbi.nim.gov/pubmed/7114305.

18 Rabins, *Memory*, 29.

Capítulo 5: Las luces se apagaron

19 Shin Yeu Ong y otros, "Visual impairment, age-related eye diseases, and cognitive function: The Singapore Malay Eye Study", *Archives of Ophthalmology* 130 (julio de 2012): 895-900, doi: 10.1001/ archophthalmol.2012.152

20 Maya Koronyo-Hamaoui y otros, "Identification of amyloid plaques in retinas from Alzheimer´s patients and noninvasive in vivo optical imaging of retinal plaques in a mouse model", *NeuroImage* 54 (enero de 2011): s204-17, publicado en línea el 13 de junio de 2010, consultado el 23 de agosto de 2013 doi:10.1016/j.neuroimage.2010.06.020.

Capítulo 6: Dejándola ir

21 Leonard Berg, MD y otros, "Relation of Histologic Markers to Dementia Severity, Age, Sex, and Apolipoprotein E Genotype", *Archives of Neurology*, 55 (1998): 326-35, doi:10.1001/archneur.55.3.326.

22 William James, *The Varieties of Religious Experience*. New York: The New American Library, 1958.

23 Timothy Ferris, "Mind Games", *Image*, 2 de Febrero de 1992, 22-26.

24 Erik Kandel, MD, " The New Science of Mind", *The New York Times*, 8 de Septiembre de 2013.

25 Jean-Dominique Bauby, *The Diving Bell and the Butterfly*. New York: Knopf Doubleday Publishing Group, 2007.

26 Oliver Sacks, *Awakenings*. New York: Vintage Books, 1990.

27 Bryan D. James, PhD, y otros, "Contribution of Alzheimer disease to mortality in the United States", *Neurology* 82 (marzo de 2014):1045- 50, publicado en línea antes de imprimir el 5 de marzo de 2014, doi: 10.1212/ WNL.0000000000000240 Neurology.

Capítulo 7: El gen latente

28 Alzheimer´s Association, *2014 Alzheimer´s Disease Facts and Figures,* 19 de marzo de 2014.

29 Pierre N. Tariot, MD, "The Alzheimer´s Prevention Initiative Study", *Alzheimer´s Outlook 2013*,ed.Rabins,48.

30 Rabins, *Memory*, 43-44.

31 Gary Small, MD, citado en Jean Carper, *100 Simple Things You Can Do To Prevent Alzheimer´s* (New York: Little, Brown, 2011).

32 Gary Small, MD, citado en Lisa Davis, "Is My Memory Normal?" *AARP*, junio/julio de 2013, 47.

33 Gretchen Reynolds, "How Exercise May Keep Alzheimer´s at Bay", *Well Blog, New York Times*, 18 de enero de 2012, well.blogs.newyorktimes.com/2008/07/15/.

34 Laura L. Carstensen, citada en Margery D.Rosen, "Get Moving for a Healthy Brain", *AARP*, septiembre 2013, 12.

35 Kirk Erickson citado en M. Rosen, *AARP*, 13.

36 John Medina citado en M.Rosen, *AARP*, 12.

37 Rabins, *Memory*, 17.

38 E. Luders y otros, "The unique brain anatomy of meditation practitioners: alterations in cortical gyrification", *Frontiers in Human Neuroscience 6* (febrero de 2012), doi: 10.3389/fnhum.2012.0034.e collection 2012.

39 JV Pottala, K. Jaffe y otros, "Higher RBC EPA+DHA corresponds with larger total brain and hippocampal volumes: WHIMS-MRI Study, Neurology (enero de 2014), doi:10.1212/WNL.0000000000000080.

40 Vencenzo Solfrizzi y otros "Alcohol consumption, mild cognitive impairment, and progression to dementia", *Neurology 68* (2007): 2.

41 KJ Mulkamal y otros "Prospective study of alcohol consumption and risk of dementia in older adults", *JAMA* (2003): 1405-13.

42 Rabins, *Memory*, 34.

43 Farzaneh Sorond y otros, Neurovascular coupling, cerebral white matter integrity, and response to cocoa in older people" *Neurology*, publicado antes de imprimir el 7 de agosto de 2013, doi: 101212/WNL.0b013e3182a351aa.

44 L. Kerti y otros, “Higher glucose levels associated with lower memory and reduced hippocampal microstructure”, *Neurology* (2013): 1746-52.

45 Rabins, *Memory*, 25.

46 Benedict Carey, “The Older Mind May Just Be a Fuller Mind”, *The New York Times*, 27 de enero de 2014.

47 ”The Conversation Project”, *Institute for Healthcare Improvement*, www.ihi.org/offerings/initiatives/ConversationProject/Pages/default.aspx.

48 “The Five Wishes”, *Aging with Dignity*, consultado el 13 de junio de 2014, agingwithdignity.org/index.php

Capítulo 8: Mirando al futuro. Datos, últimos avances y estrategias

49 Entrevista a Susan Collins por Michael Hedges, “Conversation With”, *AARP Bulletin/Real Possibilities*, diciembre de 2013, 8.

50 William Fisher and Lennart Mucke, “Open Forum on Alzheimer´s Disease: Research Targets Treatments”, *San Francisco Chronicle*, agosto de 2013.

51 John C. Morris, MD, “The DIAN Study”, en *Alzheimer´s Outlook 2013*, ed. Rabins, 40-45.

52 "Alzheimer´s disease: Big federal grant shifts research to prevention", *The New York Times* (*reimpreso en San Francisco Chronicle*, 20 de septiembre de 2013).

53 Lennart Mucke, MD citado en Erin Allday, "New ideas in search for a cure", *San Francisco Chronicle*, 20 de noviembre de 2013.

54 Erik Kandel, MD citado en "Health: Memory loss due to aging found to be distinct from Alzheimer´s", AP report en *San Francisco Chroniicle,* 29 de agosto de 2013.

55 Erin Allday, "Alzheimer´s Disease: Tau research", San Francisco Chronicle, 4 de septiembre de 2013.

56 Dena Dubal y otros, "Life Extension Factor Enhances Cognition", *Cell Reports 7* (mayo de 2014) 1065-76, consultado el 13 de mayo de 2014, doi: 0.1016/j.celrep.2014.03.076.

57 Ron Winslow, "New Research Path for Memory Loss", *U.S.News,* 5 de mayo de 2014.

58 Michelle Castillo "11 gene variants linked to Alzheimer´s disease", CBS News, 28 de octubre de 2013, www.cbsnews.com/8301_204_162_57609581/(sitio descontinuado).

59 Erin Allday, "Health:Protein linked to brain disorders", *San Francisco Chronicle*, 21 de agosto de 2013.

60 Erin Allday, Reduced protein may make brain vulnerable", *San Francisco Chronicle*, 18 de septiembre de 2013.

61 Matthew Blurton-Jones, PhD, “Examining the Effects of Neural Stem Cell Transplantation in Transgenic Models of Alzheimer´s”, artículo presentado en el coloquio de la Universidad de California en Irvine, 14 de febrero de 2014.

62 Stephanie M. Lee, “Memory Loss: Small structure in brain may hold key”, *San Francisco Chronicle*, 25 de septiembre de 2013.

63 Suzanne Craft y otros, “Intranasal Insulin Therapy for Alzheimer´s Dementia and Amnestic Mild Cognitive Impairment, *Archives of Neurology 69* (enero de 2012): 29-38, consultado el 3 de febrero de 2014, doi:10.100/archneurol 2011.233.

64 Lucas Restrepo y otros, “High Accuracy of a Microarray-Based Blood Test for Alzheimer´s Disease”, *Neurology 82* (2014):10.

65 Stephanie M. Lee, “Electronics of the body”, *San Francisco Chronicle*, 26 de mayo de 2014.

66 Tena Alonzo citado en Rebecca Mead “The Sense of an Ending”, *The New Yorker*, 20 de mayo de 2013.

SOBRE LA AUTORA

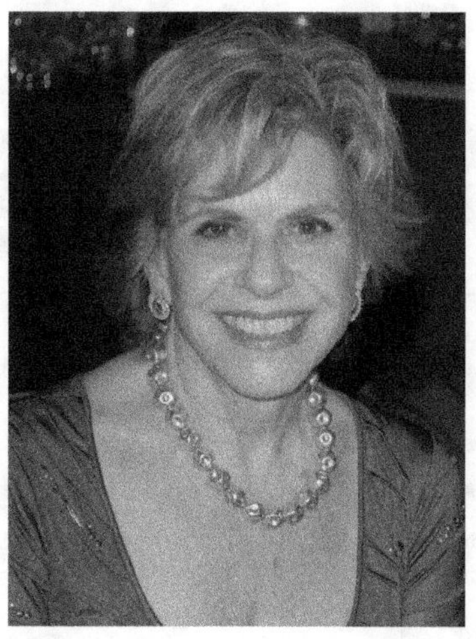

Constance L. Vincent, PHD, es psicóloga con experiencia en envejecimiento. Graduada Phi Beta Kappa de la Universidad de Ohio, antes de obtener su doctorado de la Universidad de California en Irvine. Enseñó psicología del desarrollo como profesora asociada en la Universidad Chapman y en la Universidad de Santa Clara.

Como hija de un padre que sufrió de demencia y una madre con Alzheimer, la Dra. Vincent sabe que ella también tiene el potencial de adquirir estas enfermedades. Ella ha estado comprometida en compartir su conocimiento sobre los nuevos enfoques para la prevención temprana de esta enfermedad, por ello escribió *NO ME IRÉ DÓCILMENTE* para educar y estimular a sus lectores a través de su historia personal e investigación científica. Ella comparte desarrollo notable de las recientes investigaciones en su website: http://www.drclvincent.com y en https://www.facebook.com/CLVincent-769835469730756/ https://#AlzAuthors/drclvincent

Cuidadora a larga distancia de su madre, apoya los programas para personas mayores como Voluntaria de la Península.

La Dra. Vincent y su esposo viven en Menlo Park, California. Les gusta viajar, asistir a la ópera, a conciertos sinfónicos y participar en clubes de lectura. Tienen un hijo (qepd), cuatro hijas y doce nietos.

www.ingramcontent.com/pod-product-compliance
Lightning Source LLC
Chambersburg PA
CBHW060257290526
45789CB00001B/345

* 9 7 8 1 5 3 7 5 3 7 9 2 4 *